DIABETES

DIABETES

Catherine Wright

Grupo Editorial Tomo, S. A. de C. V.
Nicolás San Juan 1043
03100 México, D. F.

1a. edición, noviembre 2008.
2a. edición, abril 2015.

© *A Guide to Diabetes*
Publicado en 2004 por Geddes & Grosset Ltd.
David Dale House, New Lanark, Scotland, ML11 9DJ

© 2015, Grupo Editorial Tomo, S. A. de C. V.
Nicolás San Juan 1043, Col. Del Valle
03100, México, D. F.
Tels. 5575-6615 • 5575-8701 y 5575-0186
Fax. 5575-6695
www.grupotomo.com.mx
ISBN-13: 978-607-415-074-2
Miembro de la Cámara Nacional
de la Industria Editorial No. 2961

Traducción: Luigi Freda Eslava
Diseño de portada: Karla Silva
Formación tipográfica: Rafael Rutiaga
Supervisor de producción: Leonardo Figueroa

Derechos reservados conforme a la ley.
Ninguna parte de esta publicación podrá ser reproducida o transmitida en cualquier forma, o por cualquier medio electrónico o mecánico, incluyendo fotocopiado, audio, etc., sin autorización por escrito del editor titular del *Copyright*.

Este libro se publicó conforme al contrato establecido entre *Geddes & Grosset Ltd.* y *Grupo Editorial Tomo, S.A. de C.V.*

Impreso en México - *Printed in Mexico*

Capítulo 1

¿QUÉ ES LA DIABETES?

La diabetes es una enfermedad sobre la cual la mayoría de las personas tiene algunos conocimientos o, al menos, un conjunto de creencias que podrían ser o no ciertas. Para muchos, esto no va más allá de saber que la causa de la diabetes es tener exceso de azúcar en la sangre, para lo que el remedio es tomar con regularidad tabletas o una sustancia llamada insulina, la cual se debe inyectar. Aunque esto en general es cierto en una concepción limitada, ¡están totalmente equivocadas otras creencias comunes, como que la causa de la diabetes es comer demasiados dulces! La mayoría de las personas sabe de alguien, un pariente, amigo, colega del trabajo o conocido, que tiene diabetes. Nos podemos dar cuenta porque esa persona debe comer con regularidad pero sobre todo evita los alimentos dulces y trae medicamentos consigo. Tal vez también sepamos que la persona a veces tiene que verificar su concentración de azúcar haciendo pruebas de glucosa en sangre en su casa.

Por supuesto, si usted, o un miembro cercano de su familia ya tiene diabetes, sabrá mucho más de esto. Sin embargo, es vital que todos estemos mejor informados, nos afecte o no en el presente, por una razón muy importante: el hecho de que están creciendo las dos categorías principales de diabetes. En particular, se está elevando considerablemente la cantidad de personas afectadas por la forma principal de la enfermedad, y esto sucede ya en muchos países. Está lista para alcanzar proporciones epidémicas y situarse junto a enfermedades como el SIDA, y presentar un reto enorme para la salud pública a escala global. Si a usted o a alguien cercano a usted le da diabetes, entre más comprenda la enfermedad, estará mejor preparado. La meta de este libro es tratar de ayudar a aumentar esa comprensión mediante un resumen de los muchos aspectos de este trastorno tan complejo. Por supuesto, la primera fuente de información y guía para las personas con diabetes es el equipo clínico para la diabetes que toma parte en su control. Pero además, se espera que la información incluida aquí apoye a la que impartan los expertos médicos y sea una fuente útil de referencia para los individuos afectados por la diabetes así como para sus familias.

Por conveniencia, en las próximas páginas se presentan y discuten temas que encabezan una serie de títulos. Sin embargo, incluso los expertos y científicos médicos han descubierto que la diabetes no es una enfermedad que se ajuste bien a las categorías. Se le puede comparar con los círculos que se sobreponen y cruzan de las ondas que se ven cuando se arrojan guijarros a un estanque con agua. Sin poderse evitar, un aspecto se sobrepone y afecta a otro, y además, el tratamiento, el control y el manejo de la diabetes de un individuo cambia con el tiempo y las circunstancias. En consecuencia, cuando es necesario, un tema podría aparecer bajo más de un título. Por último, aunque hay hechos, síntomas y consecuencias potenciales conocidas que se asocian con esta enfermedad, tal vez el aspecto más importante es que la diabetes de cada persona es única. En la mayoría de los casos de diabetes recién diagnosticada, aun el especialista más experimentado no desearía predecir la futura salud de la persona. Muchos factores individuales (físicos, psicológicos y emocionales) afectan la forma en que la gente se las arregla para manejar su diabetes. La buena noticia es que la mayoría puede tener vidas prolongadas, activas y satisfactorias igual que todos los demás, y el énfasis total en el tratamiento moderno es capacitar a los que tienen diabetes a hacer justo eso. Se tiene registrado al atleta olímpico sir Steve Redgrave, ganador de cinco medallas de oro en canotaje, manifestando que creía que su carrera estaba terminada cuando se le diagnosticó diabetes. Sin embargo, con el apoyo de su médico y el equipo para el cuidado y control de la diabetes, siguió adelante para cumplir su mayor ambición en los Juegos Olímpicos de Sydney en el año 2000.

Antecedentes de diabetes: insulina, glucosa y el suministro de la energía

La diabetes mellitus se define de manera más correcta como una serie de trastornos o un síndrome en que el cuerpo es incapaz de regular en forma apropiada el procesamiento, o metabolismo, de carbohidratos, grasas y proteínas. La causa es una deficiencia absoluta o parcial de la importante hormona insulina, que se produce y libera en células especiales (conocidas como células beta) que se encuentran en el páncreas. El páncreas en sí es una glándula que está situada entre el duodeno y el bazo, detrás del estómago, y que tiene alrededor de 15 cm de longitud. Contiene dos tipos principales de células, y ambos producen secreciones. El primer grupo secreta enzimas digestivas que participan en la fragmentación del alimento y el segundo contiene grupos de células llamados islotes de Langerhans, que producen hormonas. Como se hizo notar anteriormente, las células beta son las que producen y liberan insulina, pero las otras, las células alfa, secretan una hormona diferente llamada glucagón que también participa en la regulación de la concentración de glucosa en sangre. El glucagón actúa principalmente en los procesos que ocurren en el hígado (*ver* más adelante) y tiene un papel importante en la prevención de la hipoglucemia. La hipoglucemia es una de las características principales de la forma de diabetes que requiere tratamiento con insulina y se describe en mayor detalle en el capítulo 6.

La función de la insulina es regular la concentración de glucosa (la fuente de energía del cuerpo) en la sangre con el fin de asegurar que esté disponible suficiente en todo momento para todos los diversos tejidos y órganos, de manera que puedan continuar los procesos fundamentales de la vida. La glucosa es la forma más simple de molécula de azúcar, la cual es el producto final de la digestión de carbohidratos y la forma en que los carbohidratos se absorben del intestino hacia el torrente sanguíneo. En consecuencia, la fuente principal y más importante de glucosa son los carbohidratos que se ingieren como alimento, pero el cuerpo no sólo se basa en esto. Cuando es escasa la glucosa de la dieta, el cuerpo recurre a fuentes y procesos alternos. Comprender los mecanismos reguladores relacionados con la insulina es importante para entender lo que sucede en la diabetes, así que es útil examinarlos brevemente con un poco más de detalle.

La insulina tiene en el cuerpo una actividad a corto plazo (metabólica) y otra a más largo plazo en el cuerpo, y ambas afectan otros procesos importantes para la salud. Volviendo a la analogía de las ondas en un estanque, cuando algo marcha mal con la actividad de la insulina, como en la diabetes, los efectos pueden ser muy extensos y, a primera vista, tal vez algo sorprendentes. Son estos "efectos que se amplían" los que son responsables de algunas de las posibles COMPLICACIONES A LARGO PLAZO DE LA DIABETES que se discuten en los capítulos 8 y 9.

La insulina se libera de las células beta en respuesta a ciertos activadores, en particular, a la presencia de glucosa en la sangre que se eleva después de la digestión de comidas que contengan carbohidratos. Otros activadores son la presencia de *aminoácidos* (los productos finales de la digestión de proteínas) y ciertas hormonas, como el glucagón, que se libera de las células alfa del páncreas. La liberación de insulina se inhibe con la presencia de ciertas hormonas, en especial, la *adrenalina* y la *noradrenalina*, que se producen en las *glándulas suprarrenales*, que también se conocen como catecolaminas, y además la somatostatina. La adrenalina es la hormona que prepara al cuerpo para "asustarse, pelear o huir" y a veces se le llama hormona de la tensión, mientras que la somatostatina se produce en un tercer tipo de células de Langerhans, las células delta. Además, es posible que una producción alta de insulina también pueda inhibir la secreción posterior de la hormona.

Una vez liberada, la insulina causa sus efectos al actuar dentro de las células. Las moléculas de insulina actúan al unirse cada una a un sitio receptor especializado que se ubica en la *membrana* de la célula y que tiene una estructura a la medida para recibirla. Todas las células humanas contienen gran cantidad de receptores para la insulina pero algunas tienen mayor afinidad por la hormona. Son los adipositos (células grasas), hepatocitos (células del hígado) y miocitos esqueléticos (células musculares voluntarias, por ejemplo, las que están unidas a huesos y articulaciones). La afinidad de estas células que son el objetivo de la insulina es más significativa cuando se comprende la actividad reguladora total de la hormona y esto se describe a continuación. Los efectos de la insulina se presentan mediante una serie completa de eventos bioquímicos, los cuales empiezan a activarse una vez que las moléculas de insulina están unidas a su lugar en los receptores. Se les conoce como eventos posteriores a la unión o post-receptor (ya que tienen lugar después de que las moléculas de insulina se unen a sus receptores). Se manifiestan dentro de las células, es decir, en el lado interno de la membrana celular y son reacciones bioquímicas muy complejas que se relacionan con enzimas, mecanismos de transporte e incluso, en última instancia, la expresión o funcionamiento de ciertos *genes* (uno de los efectos a más largo plazo de la insulina). Aunque no es necesario saber cómo funcionan estas reacciones, es muy importante conocer su existencia y la de los receptores de insulina para comprender la diabetes. La insulina es el principal regulador de la glucosa en sangre y esto se logra al someter sus acciones a ciertos controles y equilibrios, produciendo un sistema que en la salud normal está bien sintonizado y controlado. Los controles y equilibrios actúan principalmente a nivel de post-receptor, es decir, dentro de las células, y se relacionan en particular con hormonas contra reguladoras que actúan en forma antagonista (es decir, en contra) de los efectos de la insulina. La más importante de ellas es el glucagón y también es significativa la *hormona del crecimiento*, secretada por la *glándula tiroides*.

En la salud normal, se produce insulina a bajas concentraciones durante todo periodo de 24 horas, representando alrededor de la mitad de la cantidad total liberada. Sin embargo, como se mencionó antes, aumenta claramente cuando se eleva la concentración de glucosa en la sangre después de la digestión de una comida que contenga carbohidratos, y entonces la insulina se pone a actuar para eliminarlos de la circulación, fomentando la absorción de la glucosa por parte de las células para satisfacer sus necesidades energéticas inmediatas. También, y de mayor importancia, fomenta la eliminación de la glucosa mediante el hígado y las células musculares esqueléticas, donde se le convierte en *glicógeno*. El glicógeno o almidón animal es una compleja molécula de carbohidratos y es la principal reserva de energía, a la que se puede recurrir en momentos de necesidad. Además, la insulina estimula la absorción de la glucosa excesiva en el tejido graso donde se convierte en moléculas de *triglicérido* (un tipo de grasa) y se almacenan. La insulina también tiene otros efectos pero con el fin de comprender éstos, es necesario examinar lo que sucede en el hígado. Tenemos asimismo que examinar la cadena de eventos que tiene lugar cuando escasean los carbohidratos y el alimento en general. Si no está disponible el alimento, no hay necesidad de concentraciones elevadas de insulina, pero el cuerpo de todos modos requiere glucosa para abastecer sus necesidades energéticas. En estas circunstancias, por ejemplo, después del ayuno nocturno, en el hígado tiene lugar un proceso llamado glicogenolisis, en el cual el glicógeno se fragmenta en glucosa y se le libera a la circulación. La hormona que estimula este proceso es el glucagón. Además, y en especial cuando las reservas de glicógeno se han agotado y todavía falta alimento, se activa otro mecanismo llamado gluconeogénesis. En este proceso, las grasas almacenadas y al final las proteínas se fragmentan y las moléculas liberadas se emplean en el hígado para fabricar glucosa. La fragmentación (o *lipólisis*) de triglicéridos también tiene lugar en tejidos grasos y libera ácidos grasos, los cuales se utilizan en el hígado para hacer glucosa, pero otro proceso llamado *cetogénesis* (que es posible que tenga graves consecuencias en la diabetes) también tiene lugar como resultado de este proceso. La cetogénesis produce moléculas llamadas *cuerpos cetónicos* o *cetonas*, que en condiciones normales como las que se describieron antes, proporcionan energía para tejidos externos, como los músculos. Un cuerpo cetónico común y que es importante en la diabetes es la acetona, que tiene un aroma característico "frutal", "a pera". Una de las funciones más importantes de la insulina, y que es crítica en la diabetes, consiste en suprimir la fragmentación de los triglicéridos y la cetogénesis. Las reservas energéticas normales del cuerpo (glicógeno y luego triglicéridos) se emplean primero cuando no hay alimento disponible, pero si el ayuno continúa, las proteínas que se originan en tejidos como los músculos, al final se tienen que utilizar y convertir, mediante gluconeogénesis, en glucosa. La glicogenolisis y la gluconeogénesis tienen lugar cuando la concentración de la insulina es baja porque el cuerpo no ha recibido una ingestión de alimentos. En circunstancias normales, el cuerpo tiene suficientes reservas de energía almacenada para "alimentar" su actividad diaria y no es necesario emplear más proteínas para este propósito. En consecuencia, cualquier proteína ingerida se puede emplear para sus propósitos normales de crecimiento y reparación de tejidos. La insulina regula indirectamente el destino de las proteínas mediante sus efectos en carbohidratos y grasas. Los procesos descritos antes determinan lo que sucede cuando una persona se embarca en una dieta de pérdida de peso o una dieta de "moda", como un régimen sólo de proteínas y, como veremos, son muy significativos en la diabetes. En la salud normal, la insulina y su sistema contrarregulatorio están tan bien ajustados que mantienen la concentración de glucosa en sangre entre límites muy estrechos de 3 a 8 mmoles/l (milimoles por litro).

Definición y diagnóstico de diabetes

La información que dimos anteriormente está diseñada para proporcionar una comprensión mejor de la diabetes y las razones en que se basan sus síntomas y manifestaciones. Como se hizo notar antes, la causa de la diabetes es una deficiencia parcial o total de la insulina o de falta de sus efectos. En consecuencia, el defecto podría estar en la producción y liberación de la hormona o podría ocurrir a nivel de receptor o post-receptor. La segunda situación se conoce como RESISTENCIA A LA INSULINA y el problema podría recaer en los receptores en sí o en eventos post-receptor. Si están involucrados los receptores en sí, podría ser porque son muy pocos o porque han perdido parte de su habilidad para unirse a la insulina. A veces se pueden corregir los defectos en los receptores de insulina con tratamiento, pero en muy raros casos podrían ser parte de una enfermedad hereditaria grave. Es muy común la disfunción en eventos post-receptor que impide que la insulina desempeñe sus acciones metabólicas normales. Por lo general, se trata de un nivel de deterioro, de manera que las acciones de la insulina se vuelven menos efectivas, en lugar de que sea un paro completo del sistema. Los defectos post-receptor son muy complejos, pueden ser irreversibles y son una característica prominente en la forma más común de diabetes, la DIABETES TIPO 2. La otra razón principal para la deficiencia de insulina tiene relación con defectos en las células beta pancreáticas de los islotes de Langerhans.

Sin importar la razón, o la combinación de razones, en que se basa la deficiencia de insulina, el efecto es originar un aumento continuo de glucosa en la sangre o *hiperglucemia*. Una concentración elevada de azúcar en la sangre es la característica que define la diabetes mellitus pero no siempre produce un conjunto bien definido de síntomas. El síndrome va de no producir síntomas en absoluto a enfermedad grave por complicaciones metabólicas agudas y potencialmente fatales. En general, la severidad de los síntomas está relacionada con el nivel de deficiencia de la insulina, aunque existen otros factores que podrían influir. Una de las funciones de la insulina es la regulación del equilibrio normal de sales y agua. La hiperglucemia puede causar que le entre glucosa a la orina y trastorne la relación normal entre electrolitos (sales) y agua en los tejidos. Una característica de este desequilibrio es que la persona produce una cantidad anormalmente elevada de orina (*poliuria*), y esto podría suceder en particular durante la noche (nocturna). El exceso de orina conduce a una pérdida mayor de sales como sodio y potasio, y a un aumento de la sed, de manera que la persona bebe en exceso. En Medicina, se puede hacer referencia al aumento en la orina, la sed y beber en exceso como síntomas osmóticos. Es muy común que la presencia de azúcar en la orina fomente las infecciones oportunistas de levaduras, con irritación y comezón en la abertura externa de la *uretra*. La elevada concentración de azúcar en la sangre puede afectar el cristalino del ojo que se puede inflamar, ocasionando que no pueda enfocar y que la visión se vuelva borrosa. Es una situación temporal y reversible que se rectifica con el tratamiento para la diabetes, a diferencia de la RETINOPATÍA DIABÉTICA, que es una potencial COMPLICACIÓN A LARGO TIEMPO del síndrome. Otros síntomas que son muy comunes en la diabetes son infecciones recurrentes, como forúnculos, cambios de estado de ánimo e irritabilidad, y una sensación de hormigueo en pies y manos.

Si continúa siendo severa la deficiencia de insulina, se aceleran los mecanismos descritos en la sección previa mientras se fragmentan grasas y proteínas cuando el hígado intenta proporcionar energía al cuerpo. Como resultado, la concentración de glucosa en sangre se eleva más, pero la falta continua de insulina significa que el cuerpo continúa privado de energía. Los síntomas son un cansancio extremo y rápida pérdida de peso. En casos graves, como resultado de la cetogénesis, se produce *cetosis* o acidosis y luego una acumulación de cetonas en la sangre, de la que pasan a la orina (*cetonuria*). Puede haber un olor detectable de acetona en el aliento de la persona. En casos extremos y severos sin tratar, puede presentarse una condición grave y potencialmente fatal llamada CETOACIDOSIS DIABÉTICA, que se describe en el capítulo 7.

Todos los años se diagnostica diabetes a muchas personas. Aunque algunas han ido con su médico sintiéndose mal o con síntomas que indican diabetes, para muchas el diagnóstico surge como una completa sorpresa. Esto se debe a que es muy común que se descubra la diabetes durante una revisión de salud de rutina o durante un periodo de hospitalización por algún otro problema. Con frecuencia surge la sospecha de diabetes cuando se encuentra azúcar en una muestra de orina. Sin embargo, se necesitan más pruebas en muestras de sangre para que se confirme el diagnóstico. Se calcula que 50 por ciento de quienes tienen la forma común de diabetes en la actualidad están sin diagnosticar y sin saber que tienen este síndrome. Es probable que muchas de estas personas no tengan síntomas o que los síntomas hayan avanzado en forma tan insidiosa que no hayan reconocido que algo anda mal. En última instancia, el diagnóstico por lo general se hace mediante pruebas de una o más muestras de sangre venosa (de las venas) o del *plasma*. Es posible que se necesiten muestras por más de un día, dependiendo, en cierta medida, en si la persona exhibe cualquier otro síntoma de diabetes. En Inglaterra todavía están en uso los criterios de diagnóstico establecidos por la Organización Mundial de la Salud (OMS) en 1980 y 1985, aunque los cuestionó y los revisó la Asociación Estadounidense para la Diabetes (ADA), mediante su comité de expertos sobre el diagnóstico y la clasificación de la diabetes mellitus, en 1997. Estos criterios son los siguientes.

- Organización Mundial de la Salud: Una concentración de glucosa de 11.1 mmol/l o más en el plasma de sangre venosa muestreada al azar. (O 10.1 mmol/l si se muestrea la sangre venosa completa.)
O
Una concentración de glucosa en ayuno de 7.8 mmol/l o más en el plasma de sangre venosa. (O 6.7 mmol/l si se muestrea la sangre venosa completa.)
- Asociación Estadounidense para la Diabetes: Una concentración de glucosa de 11.1 mmol/l o más en el plasma de sangre venosa muestreada al azar, además de síntomas de diabetes.
O
Una concentración de glucosa en ayuno de 7.0 mmol/l o más en el plasma de sangre venosa. (El ayuno se define como no tomar alimentos o bebidas que contengan calorías por las previas 8 a 10 horas, por lo general, durante la noche.)

Con ambos conjuntos de criterios, por lo regular se repite la prueba en días consecutivos y el diagnóstico se confirma si se siguen obteniendo resultados anormales. Una prueba más que se puede llevar a cabo es la Prueba de tolerancia a la glucosa oral. Se ha utilizado por bastante tiempo y en las normas revisadas de la Organización Mundial de la Salud (1988) sigue considerándose muy importante, en especial en los casos en que los resultados iniciales no son claros. La Prueba de Tolerancia a la Glucosa Oral se lleva a cabo en condiciones cuidadosamente controladas y requiere que la persona siga un conjunto de instrucciones, los cuales se resumen a continuación.

- Por al menos 3 días antes de la prueba, la persona debe ingerir tres comidas al día que contengan abundantes alimentos con almidón, como cereales, pan, pasta y papas.
- Se requiere un ayuno de toda la noche, que dure de 10 a 16 horas, justo antes y durante la prueba, en el que sólo se puede beber agua.
- La persona debe dejar de fumar y hacer ejercicio justo antes y durante la prueba.
- La prueba se debe llevar a cabo entre las 8 y las 9 a. m., la mañana siguiente al ayuno.
- Se toma una muestra de sangre para obtener la concentración de glucosa en plasma venoso antes de la prueba. Entonces se da a la persona una bebida con sabor que contenga 75 g de glucosa disueltos en 250 ml de agua, que se debe consumir en menos de 5 minutos. Se obtiene una segunda muestra de sangre y se le hacen pruebas después de 120 minutos.
- En ocasiones se requiere que se hagan pruebas a muestras de orina cada 30 minutos.

Se ha descubierto que la Prueba de Tolerancia a la Glucosa Oral es útil para identificar dos estados intermedios entre la normalidad y la diabetes llamados GLUCEMIA EN AYUNO e INTOLERANCIA A LA GLUCOSA. En la Prueba de Tolerancia a la Glucosa Oral, un resultado normal para la concentración de glucosa en plasma venoso es de 6.0 mmol/l o menos, en el estado de ayuno, y menos de 7.8 mmol/l para la segunda muestra tomada a los 120 minutos. El resultado para diabetes es de 7.8 mmol/l o más durante el ayuno y mayor a 11.1 mmol/l después de 120 minutos.

Las muestras de sangre que se toman ya sea en el consultorio, clínica u hospital de un doctor, por lo general se someten a un análisis de laboratorio para obtener las lecturas de la concentración de glucosa en sangre. Las personas a las que después se les diagnostica diabetes deben continuar vigilando su concentración de glucosa en sangre como parte de los cuidados de esta enfermedad. ¡No hay necesidad de preocuparse de que esto requiera establecer un laboratorio en casa! Como se describirá más adelante, las pruebas en casa son un procedimiento muy simple que no lleva mucho tiempo.

Categorías de diabetes
(Clasificación de ADA, 1997)

Además de revisar los criterios de diagnóstico para la diabetes, la Asociación Estadounidense para la Diabetes también propuso cambios en el nombre de las dos formas principales del síndrome y estos términos ahora son de uso general. En consecuencia, la antigua diabetes mellitus dependiente de insulina ahora se puede llamar DIABETES TIPO 1 y la diabetes mellitus no dependiente de insulina DIABETES TIPO 2. A nivel mundial, la diabetes tipo 2 representa más de 85 por ciento de los casos, aunque la incidencia varía entre diferentes grupos étnicos. En el Reino Unido, se sabe que más de 1.4 millones de personas tienen diabetes y alrededor de 80 por ciento es tipo 2.

Como se expuso antes, la diabetes es una serie compleja de trastornos que, hasta cierto grado, se niegan a ser encasillados con claridad en categorías. Parte del problema es que las condiciones diabéticas pueden cambiar con el tiempo. Las siguientes secciones identificarán los estados y síndromes relevantes, además de las categorías de diabetes que se reconocen, con una breve descripción de cada una.

Alteración de la glucemia en ayuno

La alteración de la glucemia en ayuno se identifica con más exactitud mediante la Prueba de Tolerancia a la Glucosa Oral que se describió antes. Se considera que es un estado intermedio, que no llega a ser diabetes, pero que podría ser una etapa prediabética en algunos casos. Se identifica cuando una concentración anormal alta de glucosa en ayuno de 6.1 a 6.9 mmol/l se obtiene de una muestra de plasma venoso antes de que se ingiera la bebida de glucosa, pero existe una lectura normal de menos de 7.8 mmol/l después de 120 minutos. (Normalmente, la concentración de glucosa en ayuno es de 6.0 mmol/l o menos.) La alteración de la glucemia en ayuno por lo general no produce síntomas y hasta el momento no se han establecido por completo las implicaciones clínicas. A una persona identificada con esta condición se le podría prescribir una dieta, de ser apropiado, y mayor vigilancia de la concentración de glucosa en sangre de manera que se pueda identificar cualquier cambio.

Intolerancia a la glucosa

La intolerancia a la glucosa es un segundo estado intermedio, se encuentra entre lo normal y la diabetes, y sólo se puede diagnosticar mediante la Prueba de Tolerancia a la Glucosa Oral. Para que exista intolerancia a la glucosa, se detecta una lectura anormal alta para la glucosa en ayuno, de 6.1 a 6.9 mmol/l, en una muestra de sangre venosa, como si fuera alteración de la glucemia en ayuno. Sin embargo, a 120 minutos de iniciada la prueba, después de tomar la bebida de glucosa, la lectura se mantiene anormalmente alta en la segunda muestra de plasma, en 7.8 a 11.0 mmol/l. Esto la distingue de la alteración de la glucemia en ayuno y del rango normal, en donde la segunda lectura es de menos de 7.8 mmol/l, y de la diabetes, en que es mayor de 11.1 mmol/l. Por lo general, las personas con intolerancia a la glucosa no tienen síntoma alguno, pero podrían llegar a tener diabetes tipo 2 (2 a 5 por ciento de los diagnosticados). Sin embargo, la intolerancia a la glucosa también podría ser transitoria (por ejemplo, puede aparecer durante el EMBARAZO: *ver* DIABETES DE LA GESTACIÓN) y algunas personas vuelven a concentraciones normales de tolerancia a la glucosa con el paso del tiempo. La causa de la intolerancia a la glucosa podría deberse a defectos en los receptores de insulina en algunos casos y podría ser reversible con el tratamiento. Se considera que quienes tienen intolerancia a la glucosa estable a largo plazo corren mayor riesgo de diabetes tipo 2 y también de COMPLICACIONES MACROVASCULARES del síndrome (como trastornos cardiacos, apoplejía y problemas que afectan la circulación en las piernas). Es muy común que la intolerancia a la glucosa (o la diabetes tipo 2) se diagnostique después de que la persona padeciera una enfermedad macrovascular, y sea esta enfermedad presente por la que recibe tratamiento. Además, a veces se hace un diagnóstico erróneo de diabetes tipo 2 cuando la persona, de hecho, tiene intolerancia a la glucosa. Se considera que las personas con un riesgo más elevado de enfermedad cardiaca, por la presencia de presión sanguínea elevada (hipertensión), concentración elevada de triglicéridos en el plasma sanguíneo, pulso alto y obesidad, también tienen un elevado riesgo de intolerancia a la glucosa y de diabetes tipo 2. Además, la incidencia de intolerancia a la glucosa se asocia con el envejecimiento.

La alteración de la glucemia en ayuno y la intolerancia a la glucosa son similares y se están llevando a cabo más investigaciones para establecer las diferencias exactas y las implicaciones a largo plazo de estos dos estados.

Diabetes tipo 1

La diabetes tipo 1 (antiguamente diabetes mellitus dependiente de insulina) es la menos común de las dos formas de diabetes y, algunas veces, es la más fácil de entender. Esto se debe a que en la vasta mayoría de los casos, la diabetes surge por una destrucción autoinmune gradual y progresiva de las células beta de los islotes del páncreas, que son las que producen la insulina. Se puede pensar que una respuesta autoinmune es una forma de autodestrucción. Por alguna razón, el sistema inmune del cuerpo no reconoce algún componente o sustancia que le pertenece y produce anticuerpos para atacar y destruir ese elemento, como si fuera externo o invasor. En el caso de la diabetes tipo 1, lo que se ataca son las tan importantes células que producen insulina, pero se necesita de cierto tiempo para que la situación se vuelva crítica. De hecho, es sólo después de que se ha destruido la mayoría (alrededor de 90 por ciento) de las células beta que la persona empieza a mostrar los síntomas clásicos de la diabetes. Entre ellos se pueden encontrar cualquiera de los descritos en DEFINICIÓN Y DIAGNÓSTICO DE DIABETES, pero en particular aparecen síntomas osmóticos severos, pérdida de peso y cansancio. Cuando se llevan a cabo pruebas, revelan cetonuria e hiperglucemia significativa, aunque comúnmente los síntomas son lo bastante notables para que la persona busque ayuda médica, mas no siempre es así. Por desgracia, no se diagnostica a alrededor de 5 a 10 por ciento de las personas con diabetes Tipo 1 hasta que se les da de alta en un hospital en la etapa de emergencia de CETOACIDOSIS DIABÉTICA. La característica clave de la enfermedad tipo 1 es que los afectados necesitan terapia de reemplazo de insulina de por vida con el fin de asegurar la supervivencia.

Hay un periodo prolongado asintomático en la diabetes tipo 1 (llamado periodo prodrómico) durante el cual se destruye progresivamente a las células beta. La edad pico para que aparezcan los síntomas y para que se haga el diagnóstico es de 11 a 14 años, sin embargo, no siempre es así y en ocasiones se diagnostica a personas maduras e incluso de edad avanzada. Es muy frecuente que el inicio del tratamiento con insulina en la diabetes tipo 1 restaure parte de la función de las células beta por un corto tiempo. A esto se le conoce como "periodo de luna de miel" y por lo general dura de seis a doce meses. Mientras dura, sólo se necesitan pequeñas dosis de insulina y se piensa que puede extender el periodo de luna de miel en sí. Por desgracia es común que termine de repente durante un periodo de enfermedad u otro periodo de tensión.

Las personas con diabetes tipo 1 tienen concentraciones elevadas de anticuerpos contra las células de los islotes que circulan por la sangre y se les puede detectar en análisis de laboratorio. En ocasiones, se encuentran concentraciones elevadas de anticuerpos en la sangre de personas de edad avanzada que al principio se creía que tenían diabetes tipo 2, lo que indica que está teniendo lugar la destrucción autoinmune de las células beta. Se puede clasificar a estas personas como que tienen "diabetes autoinmune en adultos" para distinguir esta forma más poco común de síndrome tipo 1. Casi todos los casos del síndrome tipo 1 se relacionan con la destrucción autoinmune de las células beta y la consecuente pérdida de insulina, como se describió antes. Sin embargo, como es tan frecuente en medicina, se han registrado excepciones, y en la clasificación de la Asociación Estadounidense para la Diabetes esta forma tan poco usual se clasifica como diabetes idiopática tipo 1, lo que indica que es de origen desconocido.

Las personas a las que afecta (que es más probable que sean de origen africano o del este de Asia) muestran síntomas del síndrome tipo 1 y pueden presentarse con cetosis que requiera tratamiento de emergencia. Sin embargo, las pruebas de sangre no detectan los anticuerpos que por lo general se asocian con el trastorno y el tratamiento que necesita este grupo poco común puede cambiar con el paso del tiempo, e incluso se pueden presentar periodos en que su diabetes se puede controlar con MEDICAMENTOS ANTIDIABÉTICOS ORALES más apropiados para una enfermedad tipo 2.

Hay un vínculo genético importante en la aparición de la diabetes tipo 1 y se han identificado los genes implicados. Se les conoce como complejo mayor de histocompatibilidad clase 2 y se les ubica en el brazo corto del cromosoma 6. Son responsables de la producción de antígenos de leucocitos humanos, y las personas con diabetes tipo 1 determinada genéticamente producen ciertos antígenos que están implicados en la respuesta autoinmune. Se han realizado muchos estudios para cuantificar el riesgo de que un individuo contraiga diabetes tipo 1 si tiene un pariente cercano que ya la tenga. Algunos de los estudios más interesantes se han realizado con gemelos idénticos y no idénticos, y el riesgo aproximado es como sigue:

- madre afectada: 2 a 3 por ciento de riesgo de que se presente diabetes Tipo 1 en los hijos
- padre afectado: 5 a 10 por ciento de riesgo de que se presente diabetes Tipo 1 en los hijos
- ambos padres afectados: 30 por ciento de que riesgo se presente en los hijos
- hermano o hermana afectado: 10 por ciento de riesgo de que se presente en los hermanos
- gemelo idéntico afectado: 30 a 50 por ciento de riesgo de que se presente en el otro gemelo
- gemelo no idéntico afectado: 30 a 50 por ciento de riesgo de que se presente en el otro gemelo.

De estas cifras se puede notar que los factores genéticos identificados en el presente no explican toda la incidencia de diabetes tipo 1. Se cree que son importantes los factores del medio ambiente y los culpables que se han sugerido son virus (por ejemplo, Coxsackie B4, rubéola, citomegalovirus), la exposición en el útero a la albúmina del suero de la leche de vacas y la ingestión de nitrosaminas en alimentos ahumados durante la infancia. Sin embargo ha resultado difícil señalar las causas ambientales con alguna certeza y podría parecer que se confirma su significado por el hecho de que se está elevando la incidencia de la diabetes tipo 1 en muchos países, como en el Reino Unido, donde la cifra de jóvenes de menos de 16 años a los que se diagnostica la enfermedad se duplicó durante los últimos 25 años del siglo XX.

Las personas con diabetes tipo 1 corren cierto riesgo de muerte repentina por episodios metabólicos graves, como cetoacidosis diabética, pero en general sólo si se presentan circunstancias específicas o si la enfermedad no se maneja o controla. Existe un riesgo mayor de complicaciones diabéticas y muerte por enfermedad cardiaca coronaria o falla del riñón a largo plazo. Sin embargo, en forma individual, es mucho lo que se puede hacer para reducir las posibilidades de que surjan estas enfermedades y para reducir la amenaza que plantean.

Diabetes tipo 2

Más de 80 por ciento de las personas con diabetes tienen esta forma (originalmente diabetes mellitus no dependiente de insulina), al igual que lo que se calcula es el "millón faltante" que en la actualidad no se ha diagnosticado. Se considera a la diabetes tipo 2 un trastorno heterogéneo, es decir, uno en que podrían contribuir dos factores y otros factores adversos que se le asocian. Un defecto o factor adverso podría tener un impacto relativamente mayor en una persona con el síndrome en comparación con otra y esto enfatiza la necesidad de un enfoque individual en lo que se refiere al tratamiento. En contraste con la diabetes tipo 1, en la enfermedad tipo 2 la gente tiene una pérdida relativa de insulina, más que una absoluta. Sin embargo, el trastorno es progresivo y en muchos casos la situación, tanto en relación con la secreción de insulina y la efectividad de su acción, podría empeorar con el tiempo. La diabetes tipo 2 tiene un periodo prolongado, "silencioso", asintomático que dura muchos años y por lo general no se diagnostica a la gente hasta que tiene una edad de más de 40 años (hay que ver lo que sigue). Durante este tiempo se produce suficiente insulina o es efectiva para prevenir la cetosis pero no lo suficiente para asegurar un suministro normal de glucosa. Por lo tanto, existe una hiperglucemia continua y con mucha frecuencia se produce daño a los tejidos y COMPLICACIONES diabéticas.

Se tienen dos subgrupos de diabetes tipo 2 que, cuando se sobreponen uno en el otro, tienden a tener causas fundamentales diferentes de alguna manera: Los dos defectos contribuidores que se mencionaron antes. La gente en el primer subgrupo, que está en minoría, por lo general es delgada o de peso corporal normal. Quienes están en este grupo tienen mayor probabilidad de tener una deficiencia en la secreción de insulina como la causa fundamental de su diabetes. En el segundo subgrupo, que abarca más de 75 por ciento de los casos, es probable que las personas tengan sobrepeso o sean obesas. En los que tienen la enfermedad, es probable que la RESISTENCIA A LA INSULINA sea la disfunción predominante. La resistencia a la insulina es una característica común de la diabetes tipo 2 y se sabe que ocurre principalmente en el nivel de post-receptor, lo que afecta los sucesos metabólicos que tienen lugar dentro de las células (ver ANTECEDENTES DE DIABETES, arriba). Sin embargo, se debería enfatizar que estas distinciones no son necesariamente claras y tanto la deficiencia como la resistencia pueden estar activas en cualquier subgrupo de la diabetes tipo 2.

El significado de la obesidad y la importancia del control de peso se discuten en un capítulo posterior de este libro. Sin embargo, existe un acuerdo universal entre los expertos médicos de que la creciente marea de obesidad entre la gente de los países occidentales está vinculada de forma muy estrecha con el aumento de la incidencia de la diabetes tipo 2, que alcanza proporciones epidémicas. De preocupación en particular es el hecho de que se ha identificado el síndrome de tipo 2 en adolescentes obesos, tanto en Estados Unidos como en Inglaterra. Se teme que como muchos más niños ahora tienen un sobrepeso significativo o son obesos de lo que sucedía hace una generación, se volverán más comunes los casos de diabetes tipo 2 a menor edad. De hecho, un estudio en Plymouth mostró que 26 por ciento de las niñas de 5 años encuestadas no sólo tenían sobrepeso, sino que exhibían los primeros síntomas de resistencia a la insulina.

Las personas con menor posibilidad de padecer esta enfermedad son las que viven en países en que se siguen estilos de vida y dietas tradicionales. Quienes corren mayor riesgo son las que han cambiado rápidamente de ingerir una dieta tradicional a una occidental y algunos grupos raciales parecer ser particularmente vulnerables (por ejemplo, los habitantes del sur de Asia que viven en Inglaterra). Hay un fuerte vínculo genético o hereditario en la aparición de la diabetes tipo 2, pero se sabe menos de los genes que participan. El modelo familiar es como sigue:
- un padre afectado: 15 a 40 por ciento de riesgo de diabetes tipo 2 en los hijos y más alto si la madre es la diabética
- ambos padres afectados: 50 a 75 por ciento de riesgo de diabetes tipo 2 en los hijos
- gemelo idéntico afectado: 90 por ciento de riesgo de aparición de diabetes tipo 2 en el otro gemelo.

Los factores del medio ambiente, en especial la obesidad unida a una falta de ejercicio, aumentan en gran medida la posibilidad de contraer de diabetes tipo 2. Fumar es otro riesgo conocido. Otros factores de riesgo son tener bajo peso en el nacimiento debido a una nutrición fetal inadecuada durante el desarrollo, en especial si la persona llega al sobrepeso en la edad adulta. Ciertos trastornos endócrinos (hormonales), tratamientos con medicamentos, antecedentes previos de intolerancia a la glucosa y RESISTENCIA A LA INSULINA, y en mujeres, DIABETES DE GESTACIÓN, son otros síntomas que predisponen. Como se mencionó antes, los síntomas y signos para la diabetes tipo 2 son muy variables, dependiendo de la etapa de evolución del trastorno y el grado de pérdida de la insulina. Cuando están presentes, generalmente abarcan síntomas osmóticos y cansancio, trastornos de la visión y tal vez, infecciones recurrentes. La pérdida de peso y la cetonuria están ausentes y la persona es por lo regular de edad madura o avanzada. Es muy común que las COMPLICACIONES diabéticas estén presentes en el diagnóstico, reflejando el hecho de que es frecuente que el síndrome no se identifique hasta una etapa muy avanzada, cuando ya se ha producido daño a los tejidos.

Otras formas específicas de diabetes mellitus

Defectos genéticos que afectan las células pancreáticas beta, por ejemplo, diabetes juvenil de aparición en la madurez

Es una forma poco común de diabetes, que ha sido el tema de considerables investigaciones en los últimos años. Aunque superficialmente se parece a la diabetes tipo 2, existen varias diferencias importantes. La diabetes juvenil aparece en la infancia o en adultos jóvenes, antes de la edad de 25 años, y en la mayoría de los casos al menos uno o incluso dos miembros más de la familia inmediata sufren la enfermedad. Tiene en su totalidad un origen genético y se han identificado los defectos (o mutaciones) en los genes. Los factores ambientales no contribuyen a la diabetes juvenil y las personas afectadas son de peso normal y rara vez obesas. Se han identificado cinco subgrupos de diabetes juvenil (diabetes juvenil 1, 2, 3, 4, 5, dependiendo de las mutaciones precisas en los genes implicados) que causan diabetes de diversos grados de severidad. En consecuencia, el tratamiento también varía en concordancia, en donde un tipo se controla comúnmente sólo con la dieta, mientras que los otros requieren terapia de medicamentos o insulina. De la misma manera, varía el riesgo de complicaciones entre los diferentes tipos de diabetes juvenil. En una de cinco familias afectadas por este síndrome, el defecto genético implicado no es el que se había identificado previamente. El modelo de herencia que se encuentra en la diabetes juvenil se llama "dominancia autonómica" y existe un 50 por ciento de riesgo de diabetes en el hijo de un padre con la enfermedad. Se ha sugerido que podría ser útil el tamizado genético de los hijos de un padre con diabetes juvenil pero también existe la preocupación de que podría causar más problemas de los que resuelve. Aunque se pueden identificar los niños "en riesgo" con el defecto genético para diabetes juvenil, dista mucho de existir la certeza de que sería efectivo cualquier tratamiento que se pudiera intentar.

Defectos genéticos, "Leprechaunismo" y síndrome de Rabson-Mendelhall

Existen diversas anormalidades genéticas raras que afectan a los receptores de insulina, que producen graves trastornos a su estructura y función. La resistencia grave a la insulina y la diabetes son características de estos síndromes junto con otras características metabólicas diversas.

Enfermedades del páncreas exócrino, por ejemplo, pancreatitis, fibrosis cística, hemocromatosis

El páncreas es vulnerable a diversas condiciones y trastornos que, de ser graves, pueden causar diabetes secundaria. La *pancreatitis* (inflamación del páncreas) puede ser aguda (y por lo general, transitoria) o crónica y a largo plazo (a menudo causada por alcoholismo). Las personas con una condición crónica corren el riesgo de padecer diabetes, al igual que quienes tienen cáncer de páncreas y pacientes que se han sometido a la eliminación quirúrgica (pancreatectomía) de toda o parte de la glándula como método de tratamiento. La fibrosis cística es una enfermedad que afecta todas las glándulas del cuerpo, incluyendo el páncreas. Las mejoras en el tratamiento para quienes la padecen y el aumento en el tiempo de supervivencia significan que la diabetes es una complicación común que por lo general surge en la adolescencia o al ser adultos jóvenes y que a la larga requerirá terapia de insulina. La hemocromatosis es un trastorno genético, metabólico, poco conocido, que se caracteriza por que se deposita hierro en diversos órganos, incluyendo el hígado y el páncreas. Se produce diabetes que requiere tratamiento con insulina en alrededor de la mitad de los afectados. A veces se llama "diabetes bronceada" debido a la pigmentación poco usual de la piel que es una característica de la hemocromatosis. La afección causa muchas complicaciones graves, de las que la diabetes es sólo una y los que tienen esta enfermedad requieren tratamiento intensivo.

Diabetes que se produce como característica de endocrinopatías

Las endocrinopatías (enfermedades debidas a trastornos de las *glándulas endócrinas*) y en particular las enfermedades autoinmunes como la *enfermedad de Graves*, acromegalia y *síndrome de Cushings*, afectan en particular las glándulas que secretan hormonas, causando desequilibrios hormonales que afectan la producción y acción de la insulina. También se ha descubierto que las personas con diabetes tipo 1 corren un mayor riesgo de contraer otras enfermedades autoinmunes, y quienes sufren de estas enfermedades de igual manera corren mayor riesgo de contraer diabetes que podría requerir tratamiento de insulina, RESISTENCIA A LA INSULINA o INTOLERANCIA A LA GLUCOSA.

Algunas otras enfermedades autoinmunes, por ejemplo, la *enfermedad de Addison*, hipertiroidismo primario y el llamado síndrome de hombre rígido, se asocian con una mayor sensibilidad a la insulina y, en consecuencia, a la HIPOGLUCEMIA. Las personas con diabetes tipo 1 corren mayor riesgo de padecer estos tipos de trastornos.

La enfermedad celíaca o enteropatía por gluten es otra enfermedad autoinmune con algunas semejanzas con la diabetes. Es una enfermedad de emaciación en que los intestinos no pueden absorber grasas. Puede presentarse hipoglucemia causada por la mala absorción y el origen de los síntomas es intolerancia a la proteína, gluten, que se encuentra en harina de trigo y centeno, y que daña el recubrimiento del intestino. Se trata mediante una adhesión estricta y de toda la vida a una dieta libre de gluten pero algunas personas también tienen la necesidad adicional de terapia de insulina.

Diabetes causada por drogas o sustancias químicas, por ejemplo, corticoesteroides, diuréticos con tiazida y bloqueadores beta

Gran número de tratamientos con medicamentos se asocian a la aparición de intolerancia a la glucosa, resistencia a la insulina o diabetes. Además, cuando personas que ya tienen diabetes ingieren estos medicamentos, los pueden llevar a una reducción del control glucémico, de manera que alguien con síndrome tipo 2 al que se ha controlado con tabletas podría requerir insulina. Posiblemente algunos pacientes estén en un grupo de mayor riesgo de intolerancia a la glucosa, resistencia a la insulina o diabetes, o no se les había diagnosticado estas enfermedades al inicio del tratamiento con medicamentos. Muchos de los medicamentos se emplean para tratar enfermedades graves con vínculos conocidos con la diabetes, como trastornos hormonales, HIPERTENSIÓN y enfermedades cardiacas y circulatorias.

Diabetes causada por infecciones, por ejemplo, rubéola congénita

Diversas infecciones virales se han relacionado con la aparición de la diabetes tipo 1. La infección de un embrión en desarrollo con rubéola conduce a un riesgo de 30 a 40 por ciento de diabetes autoinmune en el hijo.

Formas poco comunes de diabetes mediada por la inmunidad

Éste es un grupo de enfermedades poco comunes, como el síndrome de hombre rígido, que se asocian con la aparición de la diabetes.

Otros síndromes genéticos que podrían producir un mayor riesgo de diabetes

Una cierta cantidad de anormalidades hereditarias cromosómicas conllevan un riesgo más elevado de diabetes. Entre ellas se encuentran *síndrome de Down, síndrome de Turner, síndrome de Klinefelter, ataxia de Friedreich*, diabetes neonatal y síndromes mitocóndricos que pasan por la línea maternal.

Diabetes mellitus de la gestación: diabetes diagnosticada por primera vez en el embarazo

A ésta se le considera una categoría especial que abarca INTOLERANCIA A LA GLUCOSA y diabetes transitoria, que se produce y diagnostica en el embarazo pero que se resuelve después del nacimiento, y diabetes que había existido antes pero que sale a la luz por primera vez durante el embarazo. Mientras que la diabetes transitoria y la intolerancia a la glucosa desaparecen por lo general después del parto, las mujeres afectadas corren un riesgo mayor de acabar con diabetes tipo 2. Las mujeres con diabetes preexistente pero de la que no se había sospechado antes son por lo general mujeres de mayor edad que tienen sobrepeso o son obesas, y en casi todos los casos se ven afectadas por el síndrome tipo 2. Estas mujeres continúan necesitando tratamiento para su diabetes después del parto. Se ha descubierto que una cantidad minoritaria de mujeres, por lo general, jóvenes, a las que se diagnostica diabetes de la gestación, tienen síndrome tipo 1. Se piensa que los cambios metabólicos que tienen lugar durante el embarazo (que para todas las mujeres son prodiabéticos) podrían exacerbar o al menos revelar la existencia de diabetes que antes no había llegado a la etapa de producir síntomas.

La incidencia de diabetes de la gestación varía entre diferentes poblaciones y grupos raciales. Afecta a las mujeres del sur de Asia al doble de la proporción (4 a 5 por ciento) de las europeas blancas (1 a 2 por ciento). Las mujeres que pertenecen a ciertos grupos raciales (por ejemplo, las latinoamericanas) que presentan diabetes de la gestación que se resuelve inicialmente, corren sin embargo mayor riesgo de que vuelva la diabetes tipo 2 con bastante rapidez.

El cuidado especial de las mujeres embarazadas con diabetes se discute en el capítulo 10. Las categorías más poco comunes de diabetes (secundaria) descritas antes se han incluido como un tema de interés y de información. El tratamiento de estas enfermedades puede requerir un enfoque de objetivos múltiples, en el que el control de la diabetes es sólo un aspecto. La información en los restantes capítulos de este libro se relacionan en su mayor parte con las formas comunes de la diabetes, tipo 1 y tipo 2, que también son las más conocidas.

Condiciones que contribuyen a la diabetes y que están muy relacionadas con ella

Las condiciones que se describen a continuación son a menudo un componente de la diabetes (en especial del síndrome tipo 2) y pueden colaborar para la existencia de la enfermedad.

Resistencia a la Insulina

Ya hemos visto que la resistencia a los efectos de la insulina, que por lo general parece actuar atrás del receptor, es de suma importancia en la diabetes tipo 2. La resistencia a la insulina se define como una respuesta o sensibilidad reducida a una cantidad fisiológica de insulina (es decir, una cantidad de la que se podría esperar que tuviera un efecto identificable). Su existencia se sospecha cuando una muestra del plasma sanguíneo venoso después de ayuno revela un nivel anormalmente alto de insulina (hiperinsulinemia) en presencia de un nivel normal o elevado de glucosa en sangre. La sensibilidad a la insulina se puede determinar en el laboratorio empleando una técnica de laboratorio llamada pinza hiperinsulinémica de glucosa. Se inyecta una cierta cantidad de insulina y al mismo tiempo, también se da dextrosa (una forma de azúcar). Entre mayor sea la cantidad de azúcar que se requiera para mantener una concentración normal de azúcar en sangre durante el periodo de insulina elevada causada por la inyección, mayor es la sensibilidad de la persona a la insulina. Estudios sugieren que hay una variación considerable en el grado de sensibilidad a la insulina en personas que parecen sanas, y la resistencia a la insulina como tal no causa síntoma alguno. De hecho, alrededor de la cuarta parte de quienes fueron analizados tenían niveles de resistencia a la insulina comparables con los de personas a las que se diagnosticó con intolerancia a la glucosa o diabetes tipo 2. Se sabe que la hiperinsulinemia, como sucede en la resistencia a la insulina, aumenta el riesgo de tener complicaciones cardiovasculares. La resistencia a la insulina se eleva como algo natural durante la pubertad y el embarazo, pero en la salud normal se compensa por un aumento en la producción de insulina. La sensibilidad vuelve a lo normal una vez que pasan estos estados. La causa de la resistencia a la insulina también puede deberse a medicamentos y también es mucho más probable que suceda en personas que son obesas, en especial en las que tienen depósitos de grasa en la parte superior del cuerpo, en el abdomen. Este tipo de obesidad también está muy vinculado con la incidencia de diabetes tipo 2. Además se cree que la falta de ejercicio y fumar cigarrillos puede empeorar la resistencia a la insulina en algunos casos.

Síndrome de resistencia a la insulina

Este síndrome se describió por primera vez en 1988 y tiene diversos nombres alternos (síndrome de Raven, síndrome metabólico, síndrome X). Tiene varios componentes y por lo general está presente más de uno en los afectados. Las características clave, identificadas en 1988, son:

- intolerancia a la glucosa o diabetes tipo 2
- disminución de la concentración y velocidad de eliminación de la glucosa por la insulina
- hiperinsulinemia
- hipertensión esencial (presión sanguínea alta)
- baja concentración en plasma de lipoproteínas de alta densidad
- hipertrigliceridemia (altas concentraciones de grasas triglicéridos en la sangre).

Desde 1988 se han añadido otros factores que se sentía eran importantes, incluyendo obesidad abdominal y fibrinolisis anormal... proceso que normalmente tiene lugar en la sangre con el que se fragmentan diminutos coágulos de sangre. El síndrome de resistencia a la insulina causa un riesgo mucho mayor de *ateroesclerosis* o endurecimiento de las arterias y enfermedad coronaria. Las personas con diabetes tipo 2 o INTOLERANCIA A LA GLUCOSA muy a menudo muestran características del síndrome (como HIPERTENSIÓN). Cuando están presentes, es necesario tratar estas condiciones junto con la diabetes, con el fin de reducir el riesgo de enfermedades cardiovasculares.

Síndrome de ovario poliquístico y resistencia a la insulina

En las mujeres, la condición relativamente común llamada síndrome de ovario poliquístico, en que los folículos de los ovarios no producen óvulos que lleguen a la madurez y forma múltiples quistes pequeños, puede vincularse en algunos casos con la resistencia a la insulina. La causa del síndrome de ovario poliquístico es un desequilibrio hormonal que produce una presencia mayor a lo normal de hormonas sexuales masculinas (*andrógenos*, en particular, *testosterona*) que podría estimular un modelo masculino de crecimiento del pelo en algunas mujeres. Lo normal es que los ovarios produzcan cantidades diminutas de andrógenos que son "recogidos" por proteínas llamadas *globulinas*. Se piensa que la hiperinsulinemia en la resistencia a la insulina podría estimular la producción de testosterona por parte de los ovarios y también inhibir la producción de globulina. Esto permite que la testosterona esté más disponible, produciendo los síntomas de síndrome de ovario poliquístico. Se ha descubierto que las mujeres afectadas podrían tener una mayor susceptibilidad a la diabetes tipo 2. Además, las mujeres afectadas por DIABETES DE LA GESTACIÓN corren mayor riesgo de padecer síndrome de ovario poliquístico.

Obesidad abdominal (o visceral)

Como se ha hecho notar, existe una relación estrecha entre la obesidad y la diabetes tipo 2 y se piensa que la grasa corporal de la parte alta del cuerpo o abdominal puede ser particularmente importante. Sin embargo, aunque es más probable que los hombres muestren este patrón de distribución de la grasa que las mujeres (que con mayor frecuencia guardan la grasa bajo la cintura), no hay diferencias sexuales claras en la incidencia de la diabetes tipo 2. La principal función de los adipositos (células grasas) abdominales es almacenar triglicéridos como reserva energética para tiempos de necesidad. (*Ver* ANTECEDENTES DE LA DIABETES, antes). Estas células grasas han demostrado tener una actividad metabólica diferente en comparación con las células grasas de otras partes, en particular con respecto a su sensibilidad a ciertas hormonas. Se ha descubierto que son más resistentes a la insulina pero que muestran mayor sensibilidad a las catecolaminas (hormonas contra regulatorias) que actúan en oposición a la insulina. En consecuencia, algunos expertos sienten que la obesidad abdominal fomenta el tipo de resistencia a la insulina que a menudo es una característica de la diabetes tipo 2, aunque es probable que sólo sea un factor que contribuye y no sea suficiente para causar diabetes por sí mismo.

Hipertensión

La presión sanguínea alta puede tener lugar por sí misma pero a menudo es una característica de la diabetes tipo 2 y del síndrome de resistencia a la insulina. Con menor frecuencia, también se le podría asociar con el síndrome de tipo 1. Se cree que las consecuencias fisiológicas y metabólicas de la resistencia a la insulina y la diabetes tipo 2 fomentan la aparición de hipertensión y que ambas están muy vinculadas (*ver* capítulo 9).

Capítulo **2**

DIAGNÓSTICO INICIAL Y PRIMEROS CUIDADOS

Diagnóstico y derivar al especialista
Por lo general, es el médico familiar quien sospecha, identifica o diagnostica la diabetes al principio. Como se hizo notar antes, tal vez el paciente consultara al médico con síntomas claros que indican la enfermedad. Sin embargo, es muy común que la diabetes salga a la luz por casualidad, durante algún otro examen o revisión médica. Por lo general, se hará una prueba a una muestra de orina (mediante una tira que cambia de color en presencia de glucosa) y un resultado positivo causará que el doctor busque otras señales de diabetes. La *glucosuria* no es en sí un diagnóstico de diabetes, incluso lo que es más importante, su ausencia en un momento particular no necesariamente significa que no hay diabetes. Varios factores pueden incluir en la glucosuria, incluyendo ciertos tratamientos de medicamentos, ingestión de líquidos y concentración de orina, y lo más significativo, el umbral renal de la persona a la glucosa. El umbral renal es la concentración en que la glucosa se reabsorbe en el cuerpo durante el proceso de filtración en los riñones. En consecuencia, es mucho más probable que muestren glucosuria quienes tienen un bajo umbral renal, en especial los niños con salud normal. Por el otro lado, también es bastante probable que las personas de edad avanzada tengan un alto umbral renal y la glucosuria puede estar ausente incluso en presencia de diabetes. Es por eso

que comúnmente se lleve a cabo una prueba con piquete en el dedo para glucosa en sangre (similar al que se emplea en el automonitoreo en la diabetes establecida). Si los resultados indican la probabilidad de diabetes, se hace una cita telefónica con la clínica local de diabetes, que a menudo trabaja en el hospital más cercano. Si la situación es urgente (la persona tiene síntomas osmóticos graves o cetonuria, se siente enfermo o se decide que corre el riesgo de COMPLICACIONES METABÓLICAS AGUDAS) se hacen arreglos para que se le acepte de emergencia en el hospital. Si la persona no corre riesgos, la cita para asistir a la clínica de diabetes será lo más pronto posible. Quienes tienen diabetes tipo 1 son la mayor prioridad y por lo general se les enviará de inmediato.

El personal de una clínica de diabetes típica de hospital incluye por lo general a los siguientes profesionales:

- Diabetólogo especializado (especialista en diabetes).
- Enfermeras especializadas en diabetes (las enfermeras especializadas están muy bien entrenadas en todos los aspectos del cuidado de la diabetes, incluyendo la educación del paciente, suministrar y vigilar el tratamiento y la alteración de dosis, administración de todos los aspectos de la diabetes y sus complicaciones a largo plazo, y derivar a los pacientes a especialistas cuando se requiere. La enfermera es la persona con la que el paciente tiene más contacto y también puede llevar a cabo visitas a domicilio y cuidados comunitarios).
- Dietista.
- Podiatra (especialista en cuidados de los pies).

Los pacientes de diabetes también pueden necesitar ayuda de otros especialistas de tiempo en tiempo, en especial en conexión con las complicaciones de su enfermedad. Podrían ser:

- Cardiólogo (especialista del corazón).
- Cirujano vascular (especialista en vasos sanguíneos enfermos y dañados).
- Nefrólogo (especialista en enfermedades del riñón).
- Oftalmólogo (especialista de los ojos).

Vivir con diabetes puede tener un considerable impacto PSICOLÓGICO y existe un riesgo mayor al normal de depresión. Algunas personas se benefician de la asesoría psicológica y el personal de la clínica de diabetes puede derivar al paciente a un psicólogo o psicoterapeuta, cuando se considera que esto puede ser útil o necesario (*ver* capítulo 11, ASPECTOS PSICOLÓGICOS DE LA DIABETES).

Consulta inicial

Por lo regular, la consulta inicial en la clínica requiere más tiempo del que es necesario para las citas de seguimiento. Los miembros del equipo clínico necesitan recabar e impartir suficiente información y conceder el tiempo necesario para hablar. Es indispensable lograr un cuadro tan completo como sea posible, no sólo de los antecedentes médicos de la persona sino de su familia y también sus antecedentes sociales, trabajo y estilo de vida. Se necesita un examen físico completo y mucho tiempo para hablar y contestar las inevitables preguntas que surgirán, donde la meta única es reducir la ansiedad y establecer una buena relación para el futuro. Entre las preguntas y temas para comentar están:

- Síntomas, si están presentes; implicaciones de la concentración de glucosa en sangre; explicación de la diabetes.
- Dieta y estilo de vida; consumo de alcohol; fumar; modelo actual de ejercicios; ocupación y naturaleza de los deberes del trabajo; uso de drogas, de prescripción y de otro tipo.
- Antecedentes familiares de diabetes, si existen.

- En mujeres, antecedentes obstétricos; DIABETES DE LA GESTACIÓN; peso en el nacimiento de los hijos; historial de menstruaciones.
- Condiciones médicas existentes y su tratamiento.
- Examen médico, que incluirá:
- Altura y peso (cálculo del índice de cuerpo y masa que se emplea para determinar la presencia de obesidad).
- Presión sanguínea, que se toma tanto estando la persona recostada como de pie.
- Signos y síntomas de COMPLICACIONES diabéticas, por ejemplo, examen de pies y ojos. (Es mucho más probable que las personas con diabetes tipo 2 tengan complicaciones en el momento del diagnóstico.)

Aunque a menudo es posible confirmar la categoría de diabetes durante la consulta, no siempre es sencillo. Como se ha visto, la diabetes es una enfermedad que cruza fronteras y puede presentar excepciones a la regla. Desde el punto de vista clínico, la decisión más importante que se toma es determinar el curso de acción apropiado y en particular si la persona requiere terapia de insulina de inmediato. Los pacientes con diabetes tipo 1, que por definición es dependiente de la insulina, casi con seguridad tendrá la necesidad inmediata de insulina. Sin embargo, los resultados son ambiguos en ocasiones, tal vez porque la diabetes se ha descubierto enseguida mientras la persona todavía produce algo de insulina y los síntomas clásicos no están presentes. Una persona así bien podría empezar con MEDICAMENTOS ANTIDIABÉTICOS ORALES pero al final necesitará insulina. Por otro lado, una persona con diabetes tipo 2 podría tener resultados sanguíneos y síntomas que indiquen la necesidad de un tratamiento inicial con insulina, en particular si ha sufrido un ataque de la enfermedad. Posteriormente, podría ser que la diabetes se maneje mediante una combinación de control en la dieta y medicamentos.

Basado en todos sus hallazgos y la evaluación clínica, el equipo médico de diabetes diseñará un programa de tratamiento inicial con la cooperación de la persona, tomando en cuenta que esto podría requerir algún ajuste en fecha futura. Las metas del tratamiento son:

- Aliviar los síntomas de diabetes, si están presentes.
- Prevenir (o reducir el avance) de las complicaciones diabéticas y aliviar sus síntomas.
- Enseñar a la persona con diabetes tipo 1 cómo reconocer y tratar la HIPOGLUCEMIA.
- A más largo plazo, ayudar a la persona a tener una vida larga, completa y activa.
- Tratar de lograr esto con el mínimo de trastorno a la vida normal.

Entendimiento y manejo de la diabetes

El tratamiento y control exitosos de la diabetes depende en gran medida de la motivación y participación positiva de la persona afectada. Implica un considerable elemento de vigilancia personal de manera que la persona con diabetes necesita recibir el conocimiento sobre la enfermedad y comprender por qué se le aconseja seguir cierto curso de acción. Es una muy buena idea que también participe la familia, y la educación sobre todos los aspectos de la enfermedad es una parte muy importante del trabajo del equipo de cuidados de la clínica de diabetes. Comúnmente, sólo se le pide a la persona diabética que asista al primer examen y entrevista en compañía de un miembro cercano de la familia, de manera que el proceso de educación pueda empezar de inmediato. Esto precisa de muchos aspectos, pero el más importante es que se debe amoldar a las necesidades individuales de la persona. Es un proceso continuo y los requisitos pueden cambiar con el paso del tiempo. Muchas clínicas ofrecen sesiones de grupo después de la entrevista inicial, en donde se abarcan los aspectos cotidianos de VIVIR CON DIABETES, y dejando mucho tiempo para hablar. Estas sesiones pueden ser muy útiles, permitiendo que se hagan nuevas amistades y que se compartan experiencias de una manera informal y divertida. Existen diversos materiales educativos disponibles que se relacionan con diferentes aspectos de la diabetes, incluyendo folletos, libros y videos, que son una fuente útil de información a los que se puede recurrir en la casa.

Durante la entrevista inicial, las metas educativas generales incluirán:

- Establecer una buena relación o asociación con la persona y escuchar sus puntos de vista.
- Explorar las creencias actuales de la persona sobre la diabetes y otros temas de salud y corregir cualquiera que sea inexacta.
- Intentar llegar a un conocimiento completo de la persona al hablar sobre la familia, las responsabilidades del trabajo, las creencias culturales y religiosas, etc., todo lo cual podría afectar su habilidad para manejar la diabetes.
- Explicar con claridad la naturaleza de la diabetes y las razones en que se basa un programa de tratamiento propuesto, que es probable que incluya algo de lo siguiente: dieta y control de peso, cambios del estilo de vida, ejercicio y tratamiento con medicamentos o insulina.
- Establecer metas realistas, diseñadas en conjunto, y que la persona sienta que puede lograr.
- Explicar y mostrar todos los aspectos del manejo y el tratamiento, tal vez incluyendo el SEGUIMIENTO EN CASA DE LA GLUCOSA EN SANGRE, las PRUEBAS DE SANGRE EN CASA, cuándo tomar tabletas y los efectos que podrían tener, cuándo y cómo inyectarse solo la insulina y el tipo y naturaleza de la insulina que se va a utilizar.

Todo esto se planeará de manera que pueda ajustarse a la rutina diaria normal de la persona.
- Asegurarse de que la persona comprende la importancia de asistir a las citas consecutivas y cómo ponerse en contacto rápidamente con el equipo de cuidados de la diabetes, si es necesario.
- Preguntar a la persona cómo se siente respecto al diagnóstico de diabetes con el fin de valorar el estado mental de la persona y darle seguridad, cuando sea necesario.

Los factores PSICOLÓGICOS tienen un impacto importante en el tratamiento y control de la diabetes. La persona podría estar en estado de shock al recibir el diagnóstico y podría serle difícil absorber la información que se le está dando. Es muy importante reconocer esto y que se le trate con sensibilidad y se sienta apoyada por el equipo clínico. Es posible que se necesite mucho tiempo para discutir sus temores, esforzándose en fortalecer su autoconfianza y fe en la habilidad para hacerle frente. En consecuencia, la cantidad de información (educación) que se da en la primera ocasión podría tener que limitarse a lo que es estrictamente necesario y es posible que se derive a la persona para asesoría o cuidados psicológicos.

Capítulo **3**

TRATAMIENTO DE DIETA Y DE MEDICAMENTOS

La diabetes tipo 1 se trata mediante la MODIFICACIÓN DE LA DIETA o TERAPIA DE NUTRICIÓN y TRATAMIENTO DE INSULINA. La diabetes tipo 2 se trata sólo mediante modificación de la dieta, modificación de la dieta y terapia de medicamentos (empleando MEDICAMENTOS ANTIDIABÉTICOS ORALES), modificación de la dieta como terapia combinada de insulina y medicamentos o modificación de la dieta y terapia de insulina. En el último caso, se dice que la diabetes es tipo 2 tratada con insulina, a diferencia de la diabetes tipo 1 dependiente de insulina. Hacer EJERCICIO con regularidad, y aunque no es un método de tratamiento en sí, tiene un papel importante en el manejo general de la diabetes. Este capítulo aborda el tratamiento mediante dieta y medicamentos (con una breve sección sobre el tratamiento quirúrgico para condiciones poco comunes y avanzadas), y el tratamiento con insulina se discute en el capítulo 4.

Modificación de la dieta o terapia de la nutrición

La modificación de la dieta representa una parte importante del tratamiento y manejo de todos los tipos de diabetes. En la diabetes tipo 2, casi siempre está relacionada con la necesidad de perder peso ya que la mayoría de las personas con este síndrome (75 por ciento) tienen sobrepeso o son obesas. En consecuencia, aunque podría haber razones fundamentales un poco distintas, la prescripción de la dieta para todas las formas de diabetes es en esencia la misma. Además, una buena dieta para personas con diabetes cumple por completo con las pautas nutricionales actuales de alimentación saludable para la población como un todo. Podría ser muy útil que las personas recién diagnosticadas con diabetes se convenzan de que necesitan seguir un plan de "alimentación saludable" más que una "dieta diabética" y ¡que este plan también es bueno para todos los demás! De hecho, el concepto completo de la dieta para diabetes es considerada en la actualidad tan anticuada como lo es cualquier necesidad de "alimentos para diabético" especiales. Aún están a la venta, principalmente de químicos y farmacias, pero son costosos e innecesarios ya que la persona con diabetes puede satisfacer sus requisitos nutricionales con alimentos ordinarios.

Las metas generales en que se basa la modificación de la dieta en la diabetes se puede resumir como sigue:

- Mejorar el metabolismo de carbohidratos y grasas con el fin de ayudar a mantener la concentración de glucosa en sangre dentro de límites aceptables.
- Lograr un peso corporal apropiado (de acuerdo a edad, estado de salud, etc.). Esto, en sí, mejora muy a menudo el control de la glucosa en la diabetes tipo 2.
- Reducir los casos de HIPOGLUCEMIA (en quienes se tratan con insulina o SULFONILUREAS).
- Ayudar a prevenir o retardar el avance de las COMPLICACIONES diabéticas.
- Reducir los riesgos de enfermedades circulatorias e HIPERTENSIÓN (mediante el control de peso, a menudo combinado con ejercicio físico).

Cada persona recién diagnosticada tendrá una entrevista con un dietista de manera que se puedan valorar sus necesidades individuales. Se discutirán en detalle sus actuales hábitos de alimentación y estilo de vida, y se harán sugerencias para incorporar con facilidad ajustes que mejorarán la diabetes. Si la persona necesita perder peso, se examinarán formas sensatas para lograrlo y se incluirán en el plan de dieta. A menudo, las personas tienen sobrepeso por principio de cuentas gracias a un exceso de confianza en alimentos ricos en grasas (saturadas) y azúcar. Cambiar a un modelo de alimentación más sano, en especial cuando se combina con un aumento de ejercicio, por lo regular producirá una pérdida de peso continua y gradual sin que la persona padezca de hambre. De hecho, la meta total de la terapia de nutrición en diabetes es producir un modelo apropiado de alimentación que la persona se sienta capaz de adoptar y así establecer un objetivo de pérdida de peso realista y, sobre todo, que lo pueda lograr. Las dietas de restricción severa de calorías, el uso de medicamentos o las medidas quirúrgicas extremas normalmente no tienen lugar en esto, excepto tal vez en circunstancias muy poco comunes.

Consejos de la dieta

En términos más amplios, el consejo de dieta para una persona recién diagnosticada con diabetes es probable que incluya lo siguiente.

- Ingerir tres comidas bien espaciadas al día, de preferencia en los mismos horarios regulares y no dejar comidas. Esto es importante en especial para personas a las que se trata con insulina o la categoría de MEDICAMENTOS ANTIDIABÉTICOS ORALES conocidos como SULFONILUREAS. También es probable que estas personas necesiten bocadillos adicionales, por ejemplo, justo antes de irse a dormir, para reducir el riesgo de HIPOGLUCEMIA.

- Reducir el azúcar y evitar los alimentos azucarados obvios. El consejo moderno es que no hay necesidad de evitar el azúcar por completo, ya que de todas maneras es muy difícil, sino cambiar a variedades manufacturadas de alimentos y bebidas bajas en azúcar o sin ella. Los edulcorantes se deberán usar en café, té o alimentos preparados en casa, como mermeladas de frutas, natillas, etc. Muchas recetas para cocinar en casa se pueden adaptar para contener menos azúcar (y grasa) de manera que los alimentos favoritos se puedan disfrutar todavía con moderación. Por lo general, son permisibles dulces o chocolates en pequeñas cantidades, siempre que se les coma con moderación y después de una comida rica en carbohidratos. Las personas con diabetes tipo 1 requieren en ocasiones alguna forma de azúcar (a menudo una bebida dulce, mermelada, miel o dulces de glucosa), para tratar un ataque HIPOGLUCÉMICO.
- Ingerir más alimentos que contengan almidón y fibra. El almidón es un carbohidrato complejo que requiere un periodo más largo para que se digieran y absorban en la corriente sanguínea como glucosa. Esto es conveniente específicamente en la diabetes, ya que evita "picos" de concentración de glucosa en sangre, algo que tiende a suceder cuando se ingieren carbohidratos simples como el azúcar. Comer almidón, en especial cuando se combina con fibra, vuelve lenta la digestión y proporciona un suministro regular y continuo de energía que es útil en particular en la diabetes, especialmente para los que reciben insulina. Buenas fuentes de almidón son cereales, pan, pastas, papas, legumbres, etc., y se recomienda que estos alimentos proporcionen 55 por ciento de las calorías totales para quienes tienen diabetes. Esto es sólo un poco más alto que la concentración que se aconseja para la población en general, que es de 50 por ciento. Muchos alimentos ricos en almi-

dón son también fuentes apropiadas de fibra, en especial respecto a las variedades integrales de los alimentos anteriores; por ejemplo, las papas con cáscara. Una dieta que contenga gran cantidad de fibra es saludable para todos y ahora se considera que protege contra enfermedades de la parte baja del intestino, incluyendo el cáncer. Los alimentos altos en fibra llenan sin engordar y son la elección ideal para los que necesitan perder peso. La fibra vuelve lenta la ingestión y el proceso digestivo, alentando a una persona a comer sólo lo que necesita y permitiendo una absorción regular de la glucosa en la sangre, lo que es particularmente útil en la diabetes. Existen dos formas de fibra, insoluble y soluble. La fibra insoluble es la del salvado de trigo y de cereales, y la celulosa que se encuentra en las verduras verdes. La mejor forma de incorporar más de esto en la dieta es escoger variedades integrales y de grano entero de los alimentos básicos y tratar de comer más verduras. La fibra soluble se encuentra en la avena, fruta, chícharos, frijoles, lentejas y otras legumbres. Se ha demostrado que reduce la concentración de colesterol y triglicéridos en la sangre y mejora el perfil de la glucosa en sangre. Esto, a su vez, reduce el riesgo de aterosclerosis y las consecuencias de enfermedades circulatorias y cardiacas, que es algo de importancia especial en la diabetes.

- Ingerir más frutas, verduras y ensaladas frescas. Todos deberíamos comer al menos cinco porciones de frutas frescas y verduras todos los días (no incluir papas) y estos alimentos son importantes en especial en la diabetes, ya que no sólo suministran carbohidratos y fibras solubles sino vitaminas, minerales y antioxidantes que son benéficos para la salud y podrían ayudar a proteger contra las enfermedades cardiacas y circulatorias y algunos cánceres. La fruta es un bocadillo ideal para una persona con diabetes y puede ser útil en un programa de pérdida de peso ya que tiene concentraciones bajas de grasa y calorías. Aunque contiene algo de azúcar (en forma de fructuosa), la fruta tiene un mínimo efecto general en la concentración de glucosa en sangre. Para quienes tienen diabetes tipo 1, se puede comer como reemplazo para otras formas de carbohidrato.

- Cambiar a una dieta baja en grasas (pero no una sin grasas) y en particular, reducir el consumo de grasas saturadas. Son grasas saturadas las que se encuentran en carnes rojas, mantequilla, leche entera, queso y crema, y en algunos otros productos lácteos, y las que se encuentran "escondidas" en muchos alimentos procesados como pasteles de carne, salchichas, galletas, pasteles, etc. Se considera que el consumo excesivo de grasas saturadas en las dietas occidentales es responsable de muchos casos de enfermedades cardiacas y circulatorias. Además, se les ha involucrado en la aparición de la obesidad y sus consecuencias, que podrían incluir la aparición de la resistencia a la insulina y la diabetes tipo 2. Las grasas poliinsaturadas o monoinsaturadas, como las que contienen los aceites vegetales (de girasol, oliva, cártamo, soya, etc.) y las margarinas deberían ser ingeridas con moderación como sustitutos de las grasas saturadas. Para quienes tienen diabetes, se recomienda que no más del 35 por ciento de las calorías diarias totales procedan de grasas, con una cantidad preferente de alrededor de 30 por ciento. El consumo de grasa saturada no debería ser mayor a 10 por ciento del total, donde el resto sean grasas poli o monoinsaturadas. El aceite de pescado, que es una fuente de grasas poliinisaturadas, contiene aceite de pescado omega-3 que se ha demostrado protege contra enfermedades cardiacas y circulatorias, y se debería ingerir con regularidad. Todas estas recomendaciones son igual de aplicables a personas que no tienen diabetes.

- Con el fin de reducir la ingestión general de grasas y escoger el tipo "correcto" de grasa, se pueden dar las siguientes guías.
  - ¤ Cambiar a leche semidescremada o descremada.
  - ¤ Emplear con moderación mantequillas o margarinas bajas en grasa en lugar de las que son duras y tienen la grasa completa.
  - ¤ No freír o asar el alimento: cocina a las brasas, hornea, hierve, cocina al vapor o usa el microondas en vez. También es un buen método freír revolviendo constantemente con sólo una untada de aceite.
  - ¤ Cortar toda la grasa visible de la carne antes de cocinarla y escoger las variedades magras. Comer porciones más pequeñas, con menos frecuencia y escoger carne magra de pollo o guajolote (la carne blanca tiene menos grasas), pescado, mariscos o leguminosas como alternativa en vez de las carnes rojas.
  - ¤ Reducir el consumo de alimentos preparados ricos en grasa, como empanadas, salchichas, bocadillos, pasteles y chocolate. Comer menos pastas.
  - ¤ En la actualidad existen muchos tipos de quesos que contienen menos grasas, como el cheddar. Cambia a esos tipos e ingiérelos con moderación. Trata de comer las variedades bajas en grasas como el queso cottage o queso suave bajo en grasas para variar.
  - ¤ Llenar estofados, guisados, etc., de verduras y legumbres y reducir la cantidad de carne empleada. Probar la carne molida de soya o proteína vegetal como sustituto de la carne en espagueti a la boloñesa, etc.
- Para la mayoría de las personas con diabetes, se recomienda que no más de 15 por ciento de la ingestión diaria total de calorías procedan de proteínas. Las proteínas se encuentran tanto en alimentos de origen animal (carne roja, pescado, carne de pollo, huevos, queso, etc.) y en otros de

origen vegetal (como leguminosas, nueces, granos enteros, semillas). Las personas con diabetes deberían ingerir con regularidad pequeñas porciones de alimentos ricos en proteínas, como parte de una dieta balanceada. El pescado, incluyendo los pescados grasos, es una fuente de proteína animal, además de tener otras propiedades benéficas. Sin embargo, se podría recomendar a algunas personas, en especial las que tienen el síndrome tipo 1, que sigan una dieta de restricción de proteínas, obteniendo no más de 12 por ciento de las calorías totales diarias de alimento ricos en proteínas. Esto se aplica en particular a quienes tienen NEFROPATÍA DIABÉTICA (enfermedad renal, *ver* el capítulo 8), en los que existe alguna evidencia de que la restricción de la ingestión de proteínas puede disminuir el avance de la enfermedad. Para personas con NEFROPATÍA avanzada, podría necesitarse una restricción de proteínas más severa, bajo supervisión médica.

- Restringir el consumo de alcohol. La evidencia sugiere que para la mayoría de las personas con diabetes (en especial los que tienen el síndrome tipo 2), podría ser benéfico el consumo moderado de alcohol dentro de los límites de seguridad recomendados. La bebida moderada se asocia con un riesgo menor de enfermedades coronarias y aterosclerosis, una concentración más baja de insulina circulante, una concentración más alta del útil colesterol de alta densidad y reducción en la tendencia a la formación de coágulos sanguíneos. Puede haber una disminución de riesgo de contraer la diabetes tipo 2 entre los que beben con moderación. Se ha establecido un nivel de consumo de alcohol sano y que mejore la salud en:
  - ¤ No más de 30 g o 3 unidades todos los días para hombres.
  - ¤ No más de 20 g o 2 unidades todos los días para las mujeres.

(Una unidad es equivalente a 375 ml de cerveza, 120 ml o un vaso pequeño de vino, 44 ml o una sola medida de cantina de bebidas fuertes.)

También se recomienda que se abstengan de tomar alcohol uno o dos días cada semana y que el consumo total semanal no exceda 21 unidades para hombres y 14 unidades para mujeres. Beber alcohol en mayor cantidad no sólo elimina los beneficios potenciales sino que también tiene efectos nocivos para la salud. Las personas con diabetes, en especial las que tienen riesgo de HIPOGLUCEMIA, deben tener cuidado en especial con el alcohol. La mayoría de las bebidas alcohólicas tienen un elevado contenido de azúcar y calorías y, en consecuencia, no son recomendables para quienes tratan de perder peso. Es sensato evitar las bebidas alcohólicas con un elevado contenido de azúcar, como los vinos dulces, jereces y licores.

Sin embargo, el principal riesgo es la HIPOGLUCEMIA en quienes reciben tratamiento con SULFONILUREAS o insulina, que puede tener lugar muchas horas después de que se ha consumido el alcohol e incluso al día siguiente, en algunos casos. En personas susceptibles, la hipoglucemia puede tener lugar incluso cuando consumieron una cantidad modesta de alcohol, que por lo general no se esperaría que cause problemas o intoxicación. Un riesgo adicional para las personas diabéticas es que los síntomas de hipoglucemia se pueden confundir con mucha facilidad con una borrachera y podría no darse la ayuda apropiada. La razón de que el alcohol plantee problemas particulares se relaciona con los procesos metabólicos en el hígado. El metabolismo del alcohol inhibe la gluconeogénesis (*ver* el capítulo 1, ANTECEDENTES DE LA DIABETES) que por lo general produciría glucosa y los riesgos son altos en especial después de un ayuno. Con el fin de reducir la

probabilidad de hipoglucemia relacionada con el alcohol, se da a la gente en riesgo los siguientes consejos.
- ¤ Limitar el consumo de alcohol y sólo beber mientras se ingiere una comida rica en carbohidratos.
- ¤ Nunca beber alcohol con el estómago vacío.
- ¤ Evitar las bebidas bajas en calorías que a menudo tienen mayor concentración de alcohol.
- ¤ Mantenerse alerta al riesgo de HIPOGLUCEMIA NOCTURNA o hipoglucemia que pueden tener lugar al día siguiente. Se debe ingerir un bocadillo de carbohidratos, rico en fibra, antes de ir a la cama y tal vez necesite que se AJUSTE LA DOSIS DE INSULINA. Consulte al equipo clínico de diabetes.
- ¤ Alertar a la familia y amigos del riesgo y traer consigo una identificación de diabetes.

Se aconseja evitar por completo el alcohol a algunas personas con COMPLICACIONES particulares, como una concentración elevada en sangre de triglicéridos (hipertrigliceridemia), la NEUROPATÍA DIABÉTICA y la HIPERTENSIÓN persistente.

- Reducir la sal. La mayoría de las personas come más sal de la que necesita y esto es potencialmente nocivo para la salud y causa tensión a los riñones. La ingestión excesiva de sal puede contribuir a la HIPERTENSIÓN y trastornos cardiacos y circulatorios, los cuales plantean una amenaza particular para las personas con diabetes. Esto se debe a que muchos de los que tienen diabetes tipo 2 ya tienen presión sanguínea alta en cierta medida y reducir la sal, junto con perder peso si se es obeso, son medidas que pueden ayudar. Hay varias formas bastante simples para reducir la ingestión de sal.
  - ¤ Comer menos alimentos preparados, que a menudo tienen un alto contenido de sal. Revisar las etiquetas con cuidado.

- ¤ Al cocinar en casa, tratar de dar sabor a los alimentos con hierbas y especias y usar poca o ninguna sal.
- ¤ No añadir sal en la mesa.
- ¤ No usar sustitutos de sal de potasio sin primero tener permiso del médico.

Se tratará a muchas personas con diabetes tipo 2 sólo mediante la modificación de la dieta por un periodo de tres meses. Para la mayoría, se debe seguir una dieta que tiene la meta de producir una pérdida de peso constante combinada con un aumento del ejercicio físico y otros cambios del estilo de vida como dejar de fumar. Por desgracia, a más largo plazo, la terapia de nutrición sola únicamente tiene éxito para una minoría de personas con la enfermedad. En cualquier momento dado, se calcula que 20 por ciento de las personas con diabetes tipo 2 se trata sólo con terapia de nutrición, 50 por ciento con tabletas y el restante 30 por ciento con insulina. Algunas personas recién diagnosticadas pueden requerir tabletas o insulina desde el principio. Hay más probabilidades que así sea en personas con peso normal que ya tienen una dieta saludable. La terapia de nutrición sigue siendo una excelente opción para quienes tienen sobrepeso o son obesos, requieran otros tratamientos o no, ya que la pérdida de peso se asocia con una reducción de las concentraciones de glucosa en sangre y de lípidos (grasas). Además, puede presentarse una reducción benéfica de la presión sanguínea alta y una reducción de los riesgos de enfermedades cardiacas y circulatorias.

Medicamentos antidiabéticos orales

Como se mencionó antes, a la mitad de los que tienen diabetes tipo 2 se les trata con medicamentos antidiabéticos orales en combinación con la terapia de la nutrición. Los medicamentos empleados para tratar la diabetes se pueden clasificar de acuerdo a su modo de acción como:

- Agentes hipoglucémicos, es decir, los que actúan para reducir la concentración de la glucosa en la sangre.
- Agentes antihiperglucémicos, es decir, los que actúan para impedir que se eleve la concentración de glucosa en la sangre.

Existen cuatro grupos de medicamentos antidiabéticos, que se pueden clasificar como se muestra a continuación:

Medicamentos hipoglucémicos	Medicamentos antihiperglucémicos
Sulfonilureas	Biguanidas (metformina)
Meglitinidas (repaglinida)	Inhibidores alfa-glucosidasa (acarbosa)

Los medicamentos antihiperglucémicos, cuando se emplean como único tratamiento, no causan HIPOGLUCEMIA. La elección del medicamento antidiabético se hace al principio mediante una valoración cuidadosa de todos los factores individuales relevantes para la enfermedad de la persona. Entre ellos pueden estar la presencia o ausencia de síntomas osmóticos, concentración de la glucosa en sangre y control glucémico, presencia o ausencia de COMPLICACIONES diabéticas, respuesta previa a la terapia de la nutrición, peso corporal y otros medicamentos que se tomen. Al principio se podría emplear un medicamento perteneciente a un grupo como monoterapia (es decir, el único que se prescribe), pero es posible que más adelante resulte ser necesario añadir otro medicamento de un grupo diferente. También es necesario escoger el medicamento más apropiado de un grupo ya que cada uno tiene propiedades algo distintas. Sin embargo, los medicamentos antidiabéticos orales no se recetan a mujeres embarazadas o lactantes a las que se trata con insulina.

Sulfonilureas

Las sulfonilureas actúan aumentando la sensibilidad de las células beta de los islotes del páncreas a la glucosa, de manera que liberan más insulina en respuesta a la presencia de una concentración particular de glucosa en sangre. También estimulan la absorción de glucosa de la sangre en tejidos periféricos y musculares y reducen la producción hepática (hígado) de glucosa. Las sulfonilureas sólo pueden funcionar en personas que todavía tienen algunas células beta funcionales que puedan producir insulina. Hay varios medicamentos dentro del grupo (*ver* más adelante) que actúan metabólicamente en formas un poco distintas. Una de las principales diferencias entre ellos es el tiempo en que se siguen detectando en el plasma de la sangre (lo que se conoce como la vida media del medicamento), que es un reflejo del tiempo en que siguen estando activos. En general, los que tienen una vida media más larga plantean una mayor amenaza de HIPOGLUCEMIA más prolongada, que es el efecto secundario potencial más severo de estos medicamentos y que en raros casos pueden causar graves daños neurológicos o la muerte. Todas las sulfonilureas siguen estando activas, es decir, producen efectos de reducción de glucosa, por un periodo más prolongado que su vida media, aunque hay diferencias entre ellas. Algunos de los medicamentos de este grupo se elaboraron hace tiempo y se han utilizado por muchos años. Se les llama sulfonilureas de primera generación. Otros, llamados de segunda generación, se han elaborado en fechas más recientes y por lo general tienen mayor potencia, aunque no necesariamente son más efectivos para lograr el control glucémico. La tasa de absorción y, en consecuencia, la actividad de algunas de las sulfonilureas, se retrasa por la presencia de alimento y esto tiene implicaciones respecto a cuándo se deben tomar las tabletas. La mayoría se deben tomar media hora antes de las comidas de manera que la absorción no se retrase y se puedan

Tipos de sulfonilureas, sus propiedades y dosis diarias

	Vida media (horas)	Duración de la actividad (horas)	Dosis diaria (mg)	Tamaño de la tableta (mg)	Número de dosis por día	Compuestos activos excretados por los riñones	Compuestos inactivos secretados por los riñones	Comentarios
SULFONILUREAS DE PRIMERA GENERACIÓN								
Clorpropamida	24-28	24-27	100-500	100 ó 250	1	Sí	No	Ahora considerada obsoleta
Tolbutamida (Rastinón©), Glyconón©, Pramidex®	4-8	6-12	500-3000	500	2-3	No	No	–
Tolazamida (Tolanese®)	4-7	12-24	100-1000	100 ó 250	1-2	Sí	No	–

SULFONILUREAS DE SEGUNDA GENERACIÓN

Glipizida (Glibinese®, Minodiab®)	1-5	hasta 24	2.5-20	2.5 6 5	1-2	No	No	—
Gliclazida (Diamicrón®)	6-15	hasta 24	40-320	80	1-2	No	No	—
Glibenclamida (Daonil®, Euglucón®)	10-16	hasta 24	5-20	2.5 6 5	1-2	Sí	Sí	—
Glimepirida (Amaryl®)	5-8	alrededor de 24	1-6	1, 2, 3 6 4	1	Sí	Sí	—
Gliquidona (Glurenorm®)	12-24	hasta 24	15-120	30	2-3	Sí	Sí	—

estimular las células beta para manejar la ingestión del alimento. Algunos de los medicamentos del grupo se eliminan (es decir, se excretan) por los riñones, sin cambiar o como productos metabolizados que siguen activos. Por otro lado, algunos otros se cambian o metabolizan en compuestos inactivos en el hígado, antes de que se eliminen. No se puede tratar a las personas con NEFROPATÍA DIABÉTICA o cualquier otra forma de daño renal, con sulfonilureas que se excreten en una forma activa. Muchos médicos clínicos prefieren evitar por completo el empleo de estos medicamentos en esas circunstancias y recomiendan en vez de ellos el tratamiento con insulina. También podría ser el caso de los ancianos, que es más probable que tengan una función renal alterada, en particular un elevado umbral renal para la glucosa, y que también se considera que están en mayor riesgo de hipoglucemia severa, inducida por la solfonilurea.

Se piensa que el efecto de las sulfonilureas en la secreción de insulina actúa dentro de valores bastante estrechos y que el máximo beneficio para un individuo puede tener lugar en una concentración menor que la dosis recomendada por el fabricante del medicamento. En consecuencia, al inicio del tratamiento, generalmente se receta la dosis más baja posible. Varios otros medicamentos pueden interactuar con las sulfonilureas, incluyendo algunos remedios que se venden sin receta médica, como la aspirina, intensificando su efecto. El principal riesgo es la HIPOGLUCEMIA. Entre los medicamentos que se han relacionado están:

- alcohol: menos probable con ingestión moderada, pero el alcohol puede tener otros efectos secundarios (*ver más adelante*)
- aspirina y otros salicilatos: analgésicos familiares y medicamentos para adelgazar la sangre

- azapropazona (Rheumox®): medicamento antiinflamatorio no esteroideo empleado para artritis reumatoide, gota grave y espondilitis anquilosante
- cimetidina (Algitec®, Dyspamet®, Galenamet®, Tegamet®, Zita®): empleada para trastornos digestivos, por ejemplo, reflujo ácido, acidez
- cloramfenicol: antibiótico empleado en diversas preparaciones para combatir infecciones bacterianas
- clofibrato (Atromid-S®): empleado para tratar hiperlipidemia (concentraciones elevadas de lípidos y grasas en la sangre)
- co-trimoxazol: preparado antibiótico combinado empleado en el tratamiento de infecciones del tracto urinario
- ciclofosfamida (Endoxana®): empleado en quimioterapia para tratar algunas condiciones malignas
- fluconazol (Diflucán®): agente antimicótico empleado en infecciones de hongos
- miconazol: agente antibacteriano y antimicótico empleado en diversas preparaciones para tratar infecciones
- inhibidores de la monoamina oxidasa: diversos medicamentos empleados en circunstancias especiales para tratar depresión severa, ansiedad o fobia
- fenilbutazona (Butacote®): medicamento antiinflamatorio no esteroideo empleado sólo en el hospital para tratar artritis severa y otras enfermedades inflamatorias graves
- probenecid (Benemid®): empleado para tratar gota y a veces en combinación con terapia de antibióticos
- ranitidina (Zantac®): empleada para tratar úlceras en estómago e intestino
- rifampicina (Rifadin®, Rifater®, Rifinah®, Rimactane®, Rimactazid®): antibiótico empleado para tratar infecciones bacterianas graves, en especial tuberculosis y, en otros preparados, como protección contra la meningitis
- sulfinpirazona (Anturan®): empleado para tratar gota

- sulfonamidas: previene crecimiento bacteriano y se emplea para controlar infecciones
- tetraciclinas: extenso grupo de antibióticos empleado para tratar infecciones
- trimetropim: agente antibacteriano empleado en diversos preparados para tratar infecciones
- warfarina y otros medicamentos que contienen cumarina: agentes adelgazantes para la sangre empleados para prevenir y tratar infecciones cardiacas y circulatorias.

Cualquier medicamento que se tome una persona recién diagnosticada con diabetes influirá en el tipo de tratamiento que es apropiado. De la misma manera, se deberán considerar los medicamentos antidiabéticos que se tomen antes de que se receten medicamentos para otras enfermedades. Cualquiera que esté preocupado por las posibles interacciones medicamentosas debería buscar asesoría médica, en especial antes de comprar y usar remedios que no requieran receta médica.

Aparte de la HIPOGLUCEMIA, los efectos secundarios asociados con sulfonilureas son por lo general poco comunes y ligeros. Sin embargo, una desventaja bien conocida es que tienden a causar aumento en el peso y en el apetito, y puede haber más de una causa para esto. El aumento de la secreción de insulina podría fomentar el aumento de peso ya que la hormona es anabólica, es decir, fomenta el aumento de tejidos corporales. Con un mejor control de la concentración de glucosa en sangre, se excreta menos glucosa y es más la que está disponible para acumularse como grasa. Las sulfonilureas son muy efectivas para eliminar los desagradables síntomas diabéticos que tal vez se han soportado por un tiempo considerable. La persona se siente mejor y podría ser que tenga apetito renovado y coma más. También se ha sugerido que algunas personas podrían comer de más con la creencia errónea de que ésta podría ser la forma de evitar la hipoglucemia. La mayoría de las personas con diabetes tipo 2 (para la que están planeadas las sufonilureas) ya tienen sobrepeso o son obesas al momento del diagnóstico. En consecuencia, este grupo de medicamentos es más apropiado para la minoría que tiene peso bajo o normal, en la que el aumento de peso sería menos problema y en quienes no existen otras contraindicaciones que descarten su uso.

Otros efectos secundarios, por lo general leves, incluyen trastornos digestivos ligeros al inicio del tratamiento, erupciones en la piel y dolor de cabeza. Estos síntomas pueden mejorar con el paso del tiempo. Algunas sulfonilureas (en especial, clorpropamida), pueden causar enrojecimiento de la cara cuando se bebe alcohol. Si se experimenta cualquier efecto secundario, se debe informar al equipo clínico de diabetes o al médico y si es necesario se podría sugerir un cambio de medicamento.

Meglitinidas: repaglinida (Novonorm®)

La repaglinida (Novonorm®) es la primera de un grupo relativamente nuevo de sulfonilureas que tienen un efecto de acción rápida en la secreción de insulina. Su acción metabólica es algo diferente a la de las sulfonilureas pero se ha demostrado que es muy efectiva para reducir la concentración de glucosa en sangre. La repaglinida se diseñó para usarse nada más cuando se van a ingerir alimentos, y lo ideal es tomarla 30 minutos antes de comer. Tiene una vida media corta de menos de 60 minutos y actúa con mucha rapidez para reducir la concentración de glucosa en sangre después de que se consume la comida. La evidencia sugiere que puede existir un riesgo más bajo de HIPOGLUCEMIA severa con repaglinida en comparación con las sulfonilureas. Los estudios también sugieren que sólo un modesto aumento de peso se asocia con el uso de este medicamento. La repaglinida se metaboliza en el hígado y la mayor parte se excreta en la *bilis*, así que es mínima la participación de los riñones. Sin embargo, comúnmente no se recomienda para personas con enfermedad significativa de hígado o riñones. La repaglinida está planeada para usarse como monoterapia o en combinación con metformina, si existe todavía un control insuficiente de la concentración de glucosa en sangre. Es una alternativa en vez de las sulfonilureas para personas con diabetes tipo 2, a quienes las que las medidas dietarias y de estilo de vida les son insuficientes. Sin embargo, permite una mayor flexibilidad ya que nada más se toma cuando se va a ingerir una comida. La repaglinida sólo es apropiada para personas que retienen suficientes células beta capaces de producir insulina. Como su uso se asocia con algo de ganancia de peso, es probable que convenga más a quienes tienen un peso normal.

Existen diversos medicamentos que interactúan con repaglinida:

- inhibidores de la enzima convertidora de angiotensina: un grupo de medicamentos que se emplea para tratar enfermedades cardiacas y presión sanguínea alta
- alcohol
- esteroides anaeróbicos: medicamentos de tipo hormonal empleados para fomentar la creación de tejidos corporales y para tratar ciertas formas de anemia
- medicamentos antimicóticos azole empleados para tratar infecciones de hongos
- bloqueadores beta: medicamentos empleados para tratar enfermedades cardiacas, ansiedad, hipertensión y migraña
- píldoras anticonceptivas
- corticoesteroides: preparados hormonales empleados para tratar trastornos de las glándulas suprarrenales y enfermedades inflamatorias como artritis reumatoide
- danazol (Danol®): empleado para tratar periodos abundantes, endometriosis y algunos trastornos de los senos

- eritromicina: antibióticos empleados para tratar muchas infecciones bacterianas
- inhibidores de la monoamina oxidasa: empleados para tratar depresión severa, ansiedad o fobia
- medicamentos antiinflamatorios no esteroideos: usados para enfermedades inflamatorias como artritis reumatoide
- octreótido (Sandostatín®): empleado en hospitales para tratar tumores de la glándula pituitaria y pancreáticos
- fenitoina (Epanutín®): empleado en hospitales para tratar ritmo cardiaco irregular y ataques epilépticos
- rifampicina
- simpatomiméticos: medicamentos empleados para tratar trastornos respiratorios como bronquitis y asma, y también en emergencias para shock y presión sanguínea baja aguda
- diuréticos con tiazida: empleados para tratar algunas enfermedades cardiacas y presión sanguínea alta
- hormonas tiroideas: empleadas para tratar trastornos de la glándula tiroides.

Además de la HIPOGLUCEMIA, los efectos secundarios asociados con el uso de repaglinida son por lo general leves, y son similares a los que podrían presentarse con las sulfonilureas, y también se han reportado posibles trastornos visuales. Cualquier efecto secundario que se experimente deberá ser informado al equipo de cuidados clínicos de diabetes. Las tabletas de repaglinida se pueden obtener en dosis de 0.5, 1 y 2 mg y por lo general se comienza con la dosis más baja, aumentando a un máximo de 4 mg de dosis individual (es decir 2 tabletas de 2 mg), si es necesario. La dosis máxima diaria es 16 mg (es decir, 2 tabletas de 2 mg, 4 veces al día, tomadas antes de las comidas). Las personas que cambian de otra forma de medicamento antidiabético por lo general empiezan con una dosis inicial de 1 mg de repaglinida.

Biguanidas: metformina (Glucophague®)

El único medicamento de este grupo permitido en el Reino Unido es la metformina (químicamente conocida como dimetilbiguanida). El medicamento tiene una compleja actividad metabólica y actúa en varias formas distintas, pero no aumenta la secreción de insulina. Su principal efecto es inhibir la gluconeogénesis y reducir así la formación de glucosa en el hígado. Además, fomenta la acción de la insulina de manera que más glucosa pase de la circulación a los músculos y tejidos, y sus efectos parecen ser principalmente dentro de las células, más allá de los sitios receptores. La evidencia sugiere que la metformina reduce también la concentración de lípidos en la sangre (triglicéridos y colesterol) pero su efecto es variable. Los efectos combinados de metformina son antihiperglucémicos y mejora el control glucémico en personas con diabetes tipo 2. No se le asocia al medicamento con el aumento de peso, y, de hecho, existe una tendencia a que ocurra una reducción del peso, en especial al principio del tratamiento. En consecuencia, a menudo se recomienda para quienes tienen sobrepeso, a menos que existan problemas preexistentes que descarten su uso.

La metformina tiene una vida media de dos a tres horas y se absorbe en la sangre desde el intestino delgado. No se metaboliza en el hígado sino que se excreta sin cambiar en los riñones. Esto significa que no es apropiado para los que tienen cualquier tipo de daño renal, como NEFROPATÍA DIABÉTICA, y la gente que recibe metformina requiere vigilancia ocasional de su función renal. Esto implica verificar la presencia de proteínas en la orina o de concentración más alta de creatina en la sangre. (La creatina es un producto metabólico que por lo general se excreta en la orina.)

El principal riesgo grave del tratamiento con metformina es que ocurra una complicación metabólica aguda conocida como ACIDOSIS LÁCTICA (*ver* el capítulo 7), pero esto es muy poco común. El ácido láctico se produce a partir de glucosa, con mayor frecuencia en el músculo esquelético pero también en cerebro, glóbulos rojos y riñones cuando falta oxígeno, con el fin de suministrar energía para las funciones vitales. El ácido láctico está compuesto de lactato y de iones hidrógeno, y por lo general se extrae el lactato en hígado, corazón y riñones. Sin embargo, en condiciones de escasez grave de oxígeno, puede haber una acumulación excesiva de ácido láctico, lo que produce acidosis láctica. Esto ocurre con mayor frecuencia cuando falta oxígeno a los tejidos (hipoxia de los tejidos) como resultado, por ejemplo, de de una conmoción que amenace la vida o de falla cardiaca, pero también puede ocurrir (con muy poca frecuencia) en la diabetes y como complicación del tratamiento de metformina por la forma en que actúa el medicamento en el metabolismo. No obstante, se considera que es un riesgo muy pequeño y que sólo sucede si se emplea el medicamento en presencia de alguna enfermedad subyacente inesperada, en especial daño renal. (Los riñones excretan metformina y el daño puede causar una acumulación del medicamento y en consecuencia, un aumento en el riesgo de acidosis láctica.) Por esta razón, la gente con cualquier daño en riñones, hígado o corazón, o que podría correr el riesgo de hipoxia de los tejidos, o que abusa del alcohol, no es apropiada para el tratamiento con metformina. Se supervisa con cuidado a quienes se receta el medicamento, en especial por cualquier aparición de deterioro de la función de los órganos.

Un efecto secundario común con la metformina son los trastornos gastrointestinales que pueden incluir náusea, vómito, diarrea, gases y pérdida del apetito. Para evitar o reducir al mínimo estos problemas, las tabletas se deben tomar con comidas o justo después de comer. Muy a menudo, el problema se resuelve conforme la persona se acostumbra al medicamento, pero en ocasiones los síntomas persisten o son lo bastante desagradables para necesitar cambio de tratamiento. Puede presentarse un regusto metálico ligero en la boca, y también puede afectar la absorción de vitamina B_{12} y folato (B_9), pero no con la suficiente severidad como para causar problemas. Sin embargo, si recibe el tratamiento con metformina, será sensible a comer gran cantidad de alimentos que contienen esas vitaminas, y quien aconsejará al respecto será el dietista clínico. Las tabletas se suministran en dosis de 500 y 850 mg y la dosis de inicio común es de 500 mg dos veces al día. La dosis máxima es una tableta de 850 mg dos veces al día o una tableta de 500 mg tres veces al día. Las tabletas siempre se deben tomar en las comidas. La metformina también se puede combinar con otros medicamentos antidiabéticos orales o, lo que es menos común, con la terapia de insulina. La cimetidina (un medicamento que se emplea para tratar úlceras, acidez estomacal y pancreatitis) afecta la excreción de la metformina, y se necesita una dosis más baja o un medicamento diferente en personas que reciben este medicamento.

Inhibidores de alfa-glucosidasa (acarbosa)

Las acarbosa (Glucobay®) es el único medicamento de este grupo con permiso de uso en el Reino Unido pero es probable que estén disponibles otros en el futuro. Actúa en el intestino delgado al inhibir las alfaglucosidasas, que son enzimas que descomponen los carbohidratos en glucosa. En consecuencia, hay menos glucosa disponible para absorber en la sangre y se reduce la elevación máxima de la concentración de la glucosa en sangre. La acarbosa se planeó para usarse justo antes o al empezar una comida que contenga carbohidratos. El medicamento se metaboliza mediante bacterias dentro del intestino convirtiéndose en productos inactivos que se eliminan en las heces o se absorben en la sangre y al final se excretan en la orina en los riñones. La **acarbosa podría emplearse como monoterapia antes de que** se pruebe cualquier otro medicamento o se puede combinar con otros agentes antidiabéticos. Al usarse sola, no causa HIPOGLUCEMIA pero podría aumentar el potencial hipoglucémico de las sulfonilureas o la insulina, si se emplea en combinación.

Las molestias gastrointestinales son un efecto secundario común con acarbosa y sus manifestaciones incluyen gases, diarrea e inflamación. Estos síntomas tienen lugar porque más carbohidratos pasan al intestino grueso sin cambiar, donde se someten a fermentación por parte de las bacterias del intestino. Alrededor de la tercera parte de quienes toman acarbosa experimentan síntomas, en especial las personas a las que se trata con los regímenes de dosis más altas, sin embargo, los síntomas suelen desaparecer con el tiempo conforme la persona se ajusta al medicamento. La estricta eliminación del azúcar en la dieta y los aumentos de dosis más pequeños, introducidos gradualmente, ayudan a reducir al mínimo los desagradables síntomas gastrointestinales, pero si persisten, podría ser necesario probar medicamentos alternos. La acarbosa no causa aumento de peso, así que es muy apropiada para personas con diabetes tipo 2, que probablemente tengan sobrepeso. No obstante, puede causar una elevación de la concentración en el plasma de la sangre de ciertas enzimas del hígado de manera que no es apropiada para personas con cualquier daño en la función del hígado. Debido a sus efectos gastrointestinales, también se descarta para personas con diversos trastornos del intestino grueso, incluyendo colitis ulcerativa, enfermedad inflamatoria del intestino grueso y obstrucciones del intestino grueso, como hernias, síndrome de intestino irritable, etc. No se receta para personas con trastornos severos del riñón o deterioro de la función renal.

Las tabletas se suministran en tamaños de dosis de 50 y 100 mg. La dosis de inicio es de 1 tableta de 50 mg que se toma con el primer bocado de la comida principal diaria. Después de dos semanas, si se tolera bien el medicamento, se aumenta la dosis para introducir una segunda tableta de 50 mg con una comida diferente. A esto le siguen dos semanas más y luego se introduce una tercera tableta de 50 mg, que se toma con la comida restante. Si existen efectos secundarios adversos, se vuelve a la dosis previa. Después de seis semanas, la dosis se puede incrementar aún más en forma gradual, tal vez introduciendo la tableta de 100 mg en una comida. La dosis máxima permisible es 2 tabletas de 100 mg, cada una tomada por separado en la comida principal. La acarbosa puede interactuar con los siguientes medicamentos:

- enzimas pancreáticas: se emplean para trastornos del páncreas cuando hay falta de enzimas digestivas
- colestiramina (Questran®): se emplea para aliviar diarrea en trastornos biliares y tratar la hiperlipidemia (concentración elevada de grasa en la sangre)
- neomicina: antibiótico que se emplea para tratar infecciones en el intestino.

Formas quirúrgicas de tratamiento para la diabetes: transplantes pancreáticos y de células de islotes del páncreas

En ocasiones se lleva a cabo el transplante de todo o parte del páncreas, con mayor frecuencia en Estados Unidos. Por lo general se efectúa en personas con diabetes tipo 1 que tienen NEFROPATÍA DIABÉTICA avanzada y requieren un transplante de riñón. En estas circunstancias, se podría llevar a cabo un doble transplante de riñón y páncreas. Como con todas estas operaciones, un factor importante es la necesidad de usar medicamentos inmunosupresivos poderosos para impedir que se rechacen los órganos. Estos medicamentos causan efectos secundarios y también aumentan el riesgo de cáncer y diabetes.

La inmunosupresión conlleva un riesgo mucho mayor de infecciones graves, en especial citomegalovirus. El razonamiento en que se basan las operaciones combinadas es que como el paciente requiere inmunosupresión para el trasplante de riñón, podría valer la pena intentar el trasplante de páncreas al mismo tiempo, si el órgano está disponible. Aunque es una cirugía de alto riesgo, la mayoría de los centros no hace únicamente los trasplantes pancreáticos sino que prefiere intentar la operación doble como medio de salvar la vida. Alrededor de un tercio de los trasplantes fallan en el primer año y hasta la mitad después del quinto año. Pero si tiene éxito, el trasplante puede brindar una calidad de vida más alta, eliminando la necesidad del tratamiento con insulina y acabando con el riesgo de HIPOGLUCEMIA severa. No obstante, generalmente no se logra una vuelta al control metabólico normal por completo.

Los trasplantes de células de islotes hasta el momento no han sido posibles por muchas razones complejas, incluyendo la necesidad de inmunosupresión. Sin embargo, se espera que tendrá lugar un gran avance, permitiendo que los trasplantes de células se vuelvan realidad y es un campo en que se está realizando una cantidad considerable de investigaciones en marcha.

Capítulo **4**

TRATAMIENTO CON INSULINA

El tratamiento de insulina es esencial para personas con diabetes tipo 1. Tienen diabetes mellitus dependiente de insulina, el nombre descriptivo anterior para esta forma del síndrome. Requieren lo que en efecto es terapia de reemplazo de insulina, ya que para el momento en que se diagnostican no producen insulina propia. En estas circunstancias, el tratamiento de insulina a la vez salva la vida y es necesario de por vida. Como hemos visto, la gente con síndrome tipo 2 (diabetes mellitus no dependiente de insulina) podría arreglárselas con éxito con otras formas de tratamiento pero una proporción significativa al final requiere insulina. A menudo, esto sólo es un reflejo de la naturaleza progresiva del síndrome tipo 2, en que la actividad efectiva de la insulina dentro del cuerpo tiende a disminuir a un nivel bajo. En otros casos, el control glucémico con medicamentos antidiabéticos pudo haber sido deficiente por alguna razón, o pueden existir complicaciones presentes, como enfermedades de hígado o riñón, que necesitaran el uso de insulina. A veces, se maneja a la gente con diabetes tipo 2 con una combinación de tabletas e insulina. Es importante darse cuenta que un cambio parcial o completo a la insulina no significa que la diabetes tipo 2 está empeorando o que la persona ha "fallado" de alguna forma con otros tratamientos. La mayoría de los que cambian a la insulina se sienten bastante mejor, la encuentran mucho más fácil de manejar de lo que esperaban y son felices de continuar con el tratamiento. La terapia de insulina sólo puede tener éxito si la persona que la recibe se siente segura y con confianza respecto a todos los aspectos de su tratamiento. Siempre se permite mucho tiempo para aclaraciones y explicaciones en la clínica de diabetes, de manera que todas las preocupaciones (como la 'fobia a las agujas') se puedan tratar. Se considera que el apoyo y ánimo son muy importantes, y parte del trabajo continuo del equipo de cuidados clínicos de la diabetes. Antes de discutir el tratamiento de insulina en más detalle, es útil examinar más de cerca la naturaleza de la insulina en sí.

La naturaleza de la insulina

Existen cuatro tipos principales, o especies, de insulina, de acuerdo a la fuente (de mamífero) de la que se obtiene cada una.

- La insulina de res o bovino se obtiene del páncreas del ganado y es una de las formas más antiguas de insulina en ser utilizada en el tratamiento humano. Su estructura difiere de la insulina humana en tres aminoácidos (proteínas) y ahora es más o menos obsoleta, aunque todavía se produce para personas que han empleado este tipo de insulina por muchos años y para los que el cambio es inapropiado por una u otra razón. Sin embargo, ya no se receta a personas recién diagnosticadas con diabetes.
- La insulina porcina se deriva del páncreas de puercos y difiere de la insulina humana sólo en un aminoácido de su estructura. También está disponible la estructura porcina semisintética, que se modifica químicamente en el laboratorio. Una minoría de las personas con diabetes sigue empleando la insulina porcina.
- La insulina humana se produce en el laboratorio mediante ingeniería genética:

TRATAMIENTO CON INSULINA

- ¤ de una proinsulina (un precursor de la molécula de insulina);
- ¤ de una proinsulina hecha por levaduras modificadas genéticamente (etiquetadas 'pyr' en las botellas de insulina);
- ¤ de algún otro método de ingeniería genética (etiquetada "ge" en preparaciones de insulina).

En consecuencia, ninguna insulina humana empleada en el tratamiento se extrae de ninguna manera de cuerpos humanos, sean vivos o muertos.

- Los análogos de insulina humana son copias de la molécula de insulina humana, y son sustancias que no se encuentran en la naturaleza sino que se han preparado recientemente mediante ingeniería genética. Existen dos tipos:
  - ¤ insulina lispro, en que la posición de dos aminoácidos (lisina y prolina) se ha cambiado (lis + pro = lispro);
  - ¤ insulina asparte, en que el ácido aspártico se ha sustituido con el aminoácido prolina, en la posición B28 de la molécula de insulina.

En el pasado, los preparados de insulina animal, en particular los que surgían de reses, incorporaban bastantes impurezas y generalmente la gente a la que se trataba con ellos producían anticuerpos a la insulina como respuesta inmune. En ocasiones, esto causaba reacciones localizadas, en particular alrededor de los sitios de inyección. Las insulinas animales purificadas modernas no se asocian con estas reacciones, que en la actualidad son muy raras. Como la insulina de las reses difieren de la insulina humana en tres aminoácidos, por lo regular se requiere una dosis relativamente más alta en el tratamiento. Las personas que cambian de la insulina de res a la humana, por lo general reciben una dosis que es 20 por ciento más baja que la que recibían antes. Esto es para reducir el riesgo de HIPOGLUCEMIA. Cambiar de la insulina de puerco a la humana es comúnmente más directo, pero también puede requerir un ajuste de la dosis. Cuando las insulinas humanas fabricadas se elaboraron por primera vez y se comenzaron a emplear en forma más amplia, una minoría de personas experimentó algunos problemas al cambiar de insulinas animales. Se relacionan principalmente con la INCONCIENCIA HIPOGLUCÉMICA en que algunas personas informaron de una reducción en la intensidad de las primeras señales de advertencia de un episodio hipoglucémico. Otros problemas incluyeron depresión, insomnio, irritabilidad, olvidos y letargo, los cuales fueron informados por un reducido número de personas. Se debería enfatizar que la mayoría de las personas no ha tenido problemas con las insulinas humanas y siguen sin tenerlos, y el tema continúa siendo controvertido. Es vital que la persona a la que se trata se sienta confiada respecto a la especie de insulina que utilice y, después de una investigación completa, la elección recae en el individuo.

Tipos de insulina, de acuerdo a la duración de la acción

La insulina se clasifica de acuerdo a la duración de su acción, como algunos preparados planeados para ser de acción rápida mientras que otros ejercen sus efectos en un periodo más prolongado. En general, entre los tipos de acción rápida, la insulina humana es la especie más rápida en tener efecto, seguida por la porcina y luego la bovina. La insulina se pone con una inyección subcutánea (es decir, bajo la piel) y con el fin de que empiece a funcionar, se debe absorber en la circulación sanguínea. La ubicación de la inyección influye ligeramente en la velocidad en que esto sucede y la absorción es más rápida en el área abdominal (es decir, en el centro). Dar masaje a la zona de la inyección, ejercitarse y un poco de calor, también fomentan la absorción y se absorben con mayor rapidez pequeñas cantidades de insulina que más grandes. Existen otros factores aparte del diseño mismo de la insulina que ejercen algún efecto en la velocidad de acción.

Análogos de la insulina de acción muy rápida (lispro y asparte)

Son insulinas recién elaboradas, claras, que son las que se absorben con mayor rapidez de todos los tipos que están disponibles y las más rápidas en alcanzar el máximo de actividad (efecto). Empiezan a actuar de 10 a 20 minutos después de que se inyectan y alcanza el máximo de actividad en una hora. La duración de su efecto es de tres a cuatro horas. Los análogos de la insulina presentan una alternativa a las INSULINAS CLARAS DE ACCIÓN RÁPIDA más familiares, y se pueden emplear justo antes o incluso justo después de una comida. Las primeras evidencias sugieren que pueden reducir el riesgo de HIPOGLUCEMIA NOCTURNA severa en algunas personas y mejoran el control glucémico en general. Sin embargo, no son apropiadas para todos y en algunas circunstancias su acción rápida puede ser una desventaja, entonces, siempre se emplean con cautela. Un tipo bien conocido de insulina lispro se llama Humalog®.

Análogos solubles o claros de acción rápida

Éste es el tipo tradicional de insulina de acción rápida del que existen diversas fórmulas. Entre ellas están Hypurin® Bovine Neutral, Hypurin® Porcine Neutral, Pork Velosulin®, Humulina® S, Human Velosulin® y Human Actrapid®. Empieza a trabajar en alrededor de 30 minutos y alcanza un máximo de actividad en una a tres horas; su duración de acción es de alrededor de cuatro a ocho horas. Las insulinas solubles deberían inyectarse de manera ideal media hora antes de que se ingiera una comida. Se emplean principalmente para regular la ingestión de glucosa de la comida y por lo general se sobreponen a las inyecciones de 'fondo' de tipos de insulina de más duración. (A veces las dos se dan juntas en como preparado premezclado: *ver* MEZCLAS DE INSULINA más adelante.)

Insulinas turbias de acción intermedia
Les toma un tiempo más largo empezar a trabajar y tienen un periodo más prolongado de actividad. Hay dos tipos:

Insulinas Isófana
Están entre los tipos y preparaciones más extensamente utilizados y entre ellos están Hypurin® Bovine Isófana, Hypurin® Porcine Isófana, Pork Insulatard®, Humulina® 1, y Human Insulatard®. Empiezan a tener efecto después de alrededor de dos horas, con un máximo de actividad que dura entre cuatro y doce horas. La duración máxima de su efecto es entre 22 y 24 horas y las isófanas se emplean para dar el "fondo" o insulina basal, generalmente en combinación con preparados de acción rápida.

Insulinas lente
Tienen propiedades similares y ejemplos serían Hypurin® Bovine Lente, Humulina® Lente y Human Monotard®. Empiezan a ejercer un efecto después de alrededor de dos horas, con un máximo de actividad que dura entre seis y catorce horas. Como las isófanas, la duración total de los efectos es de alrededor de 22 a 24 horas y por lo general se emplean en combinación con preparados de acción rápida.

Insulinas Turbias de Acción Prolongada
Éstas son las preparaciones de insulina de más larga duración y ejemplos son Hypurin® Bovine Protamine Zinc, Hypurin® Bovine Lente, Humulina® Zn y Human Ultratard®. Son más

variables que otras insulinas con un máximo de actividad que está entre ocho y doce horas y efectos totales que pueden durar hasta 28 horas.

Mezclas de Insulina

Existen preparaciones mezcladas de antemano, por lo general de insulinas rápidas (claras) e intermedias (turbias). La mayoría de las mezclas consisten en una combinación de insulinas isófonas claras y turbias pero, con menor frecuencia, se puede emplear insulina lente como el componente de acción más prolongada. Las proporciones de las dos insulinas varían:

Proporción clara turbia	Ejemplos
10:90	Human Mixtard® 10; Humulina® M1
20:80	Human Mixtard® 20;
30:70	Human Mixtard® 30; Pork Mixtard® 30; Hypurin® Porcine y Biphasic Isófona® 30:70 mezcla
40:60	Human Mixtard® 40
50:60	Human Mixtard® 50; Humulina® M5

Una de las mezclas que se usa con mayor frecuencia es la 30:70.

Inyectar insulina

A todos los que necesitan insulina se les muestra cómo inyectarla durante su primera visita a la clínica de diabetes. Se deja bastante tiempo para discutir todas las opciones disponibles y para escoger el método de inyección con el que la persona se sienta cómoda y con confianza. También se dedica tiempo a la demostración y práctica de la técnica. El temor a las agujas es un problema que reconoce con claridad el personal de la clínica, y no es algo que se trate con ligereza o para burlarse sino que se le considera una dificultad que hay que superar y vencer. Siempre es algo que se puede lograr. Una minoría de la gente tiene una verdadera fobia a las agujas y podría requerir un poco más de tiempo para resolverlo. Un enfoque posible sería sugerir que la persona se someta a un programa de terapia conductual, que por lo general tiene éxito para superar las fobias. Nunca sucede que se obligue a alguien a aceptar el tratamiento de insulina sin la ayuda necesaria para hacerlo posible, o que se deje que lo resuelva solo. Se da un apoyo total desde el principio y continúa estando disponible.

Aunque la idea de las inyecciones que se administra uno mismo puede parecer intimidadora al principio, para la mayoría de las personas esto se convierte rápidamente en un asunto de rutina que se resuelve con tanta facilidad, por ejemplo, como limpiarse los dientes. Es probable que se sugiera un sitio fácil de alcanzar, como el muslo o el abdomen, para la primera inyección y se aconsejará sobre la frecuencia con que se debe cambiar el sitio con el fin de evitar dolor o posible daño ligero a los tejidos. Se deben lavar las manos antes de poner la inyección y por lo general se instruye a la persona para que tome un buen pellizco de piel e inserte la aguja a un ángulo de 90 grados hasta el fondo, entonces se presiona el émbolo con suavidad y firmeza para expulsar toda la insulina. Después de cinco segundos, se extrae con cuidado la aguja.

Dispositivos para poner insulina

La insulina prescrita para tratar la diabetes se debe poner mediante una inyección subcutánea, es decir, bajo la piel, y los sitios más comunes son muslos, antebrazos, abdomen o caderas. (La insulina empleada para diagnóstico o tratamiento de emergencia, por ejemplo para probar la sensibilidad a la insulina, es un tipo especial que sólo se administra en una clínica y se inyecta intravenosamente, es decir, a través de una vena.) Las agujas que se emplean para poner la insulina son muy cortas, en extremo delgadas y cuando se ponen de manera correcta, las inyecciones no son dolorosas. Son tres las formas principales en que se pone la insulina.

- El método convencional mediante aguja y jeringa. La insulina se pone en la jeringa insertando la aguja en la ampolleta o botella a través del tapón. Las ampolletas podrían contener un solo tipo de insulina o mezclas. Las jeringas desechables de insulina, en especial para insulina, se pueden conseguir en diversos tamaños. (*Ver* EXTRACCIÓN DE LA INSULINA, más adelante.)
- Un dispositivo de pluma y cartucho que contiene la insulina. Los cartuchos pueden contener 1.5 ó 3 ml de insulina y se cambian cuando se vacían. Se usan agujas desechables con los dispositivos de pluma.
- Una pluma precargada con aguja integral, toda la cual se elimina una vez vacía.

Existen diversos dispositivos de pluma, algunos de los cuales están diseñados para usarse con cantidades particulares de insulina, y cada uno tiene instrucciones de operación ligeramente distintas. Siempre se deben leer con cuidado las instrucciones del fabricante. Algunas plumas más sofisticadas (por ejemplo, Diapen® 1 y 2) tienen un mecanismo de inyección automática y un dispositivo para regular la profundidad a la que se inserta la aguja. Por lo general, ¡estas plumas más sofisticadas también son las más costosas! Las plumas más utilizadas se llaman Novopen® y pluma BD®. Jeringas, plumas de insulina y cartuchos se obtienen gratis con la receta, pero actualmente, se deben pagar las agujas, aunque esto es algo que se ha cuestionado.

Extracción de la insulina (ampolletas y jeringas)

Extraer la dosis correcta de insulina es otra tarea que puede parecer inquietante al principio, pero, de nuevo, se le dedica bastante tiempo a la demostración y práctica de esto, de manera que la persona pueda sentir confianza respecto a poder hacerlo con exactitud. Puede requerir algo de tiempo alcanzar la confianza necesaria así que se facilita el proceso dividiéndolo en etapas y demostrando con claridad cada paso. El personal de cuidados de la diabetes proporciona instrucciones de uso escritas, paso a paso, para ser utilizadas en el hogar, así que no hay necesidad de que la persona memorice todo de inmediato. Antes de comenzar, siempre verifica que los preparados de insulina sean los correctos de acuerdo a la receta y que estén dentro de la fecha de uso. Las instrucciones se hacen tan fáciles de seguir dentro de lo posible, y por lo general son similares a las siguientes.

Para una sola dosis de insulina
1. Lavarse bien las manos.
2. Haga girar la botella de insulina entre las manos o muévala de lado a lado para asegurar que el contenido esté bien mezclado, pero no agite la botella.
3. Tome la jeringa, con la aguja puesta, y sosteniéndola de cabeza, jale el émbolo hasta la línea en la jeringa que corresponde a la dosis de insulina. Esto permite que entre a la jeringa un volumen de aire igual a la cantidad de insulina que entrará en la jeringa.
4. Tome la botella de insulina con una mano, manteniéndola hacia arriba. Con la otra mano, inserte la aguja unida a la jeringa a través del tapón de caucho de la botella. Presione el émbolo de la jeringa de manera que el aire

que llenaba la jeringa entre a la botella. (Esto hace que la siguiente etapa sea más fácil de llevar a cabo.)
5. Con la aguja y la jeringa en su lugar, invierta todo, de manera que la punta de la aguja ahora esté rodeada por el fluido de insulina. Jale el émbolo al nivel un poco más allá de la dosis de insulina requerida para que suba la insulina.
6. Con suavidad dar golpecitos o sacudir para que cualquier burbuja de aire presente se eleve a la punta. Apretar el émbolo un poco para expulsar las burbujas de aire, deteniéndose en la dosis exacta de insulina.
7. Volver a verificar que la dosis sea la correcta y retirar la aguja del tapón de la botella. La dosis de insulina ya está lista para usarse.

Extraer y mezclar insulina clara y turbia
1. Lavarse bien las manos.
2. Con suavidad mezcle cada botella de insulina que se usará, como en el paso 2 anterior. No agite la botella.
3. Tome la jeringa, con la aguja puesta, y sosteniéndola de cabeza, introduzca un volumen de aire igual a la dosis de la insulina TURBIA como se describió en el paso 3 anterior.
4. Tome la botella de insulina TURBIA y sosténgala derecha. Inserte la aguja a través del tapón de caucho e inyecte el aire que acaba de cargar en la jeringa dentro de la botella de insulina TURBIA. Retire la aguja.
5. Sosteniendo la jeringa de cabeza, jale el émbolo para introducir un volumen de aire igual al de la dosis de insulina CLARA.
6. Tome la botella de insulina CLARA y sosteniéndola derecha, inserte la aguja a través del tapón de caucho. Inyecte el aire que acaba de cargar en la jeringa dentro de la botella de insulina CLARA.

7. Ponga todo de cabeza y asegúrese de que la punta de la aguja esté rodeada por la insulina CLARA. Jalar el émbolo a un nivel un poco más allá de la dosis requerida de insulina.
8. Con suavidad dar golpecitos o sacudir para que cualquier burbuja de aire presente se eleve a la punta. Apretar el émbolo un poco para expulsar las burbujas de aire, deteniéndose en la dosis exacta de insulina CLARA.
9. Volver a verificar que la dosis sea la correcta y retirar la aguja del tapón de la botella de insulina CLARA. Mantener la aguja invertida con la punta de la aguja directamente hacia arriba.
10. Tomar la botella de insulina TURBIA y ponerla de cabeza. Insertar la aguja de la jeringa a través del tapón de caucho de la botella de insulina TURBIA.
11. Asegure que la punta de la aguja esté rodeada por la insulina TURBIA y jale el émbolo a la dosis exacta requerida, para que suba la insulina TURBIA. (Si por accidente se toma demasiada, ¡retire la aguja de la botella, expulse todo el contenido de la jeringa en el desagüe y comience de nuevo! No trate de inyectar la cantidad extra en la botella de insulina TURBIA ya que las dos insulinas ya se han mezclado dentro del jeringa. La botella de insulina TURBIA se contaminaría con la insulina CLARA si trata de hacerlo.
12. Retire la aguja de la botella de insulina TURBIA. La dosis mezclada de insulina CLARA y TURBIA ya está lista para usarse.

Por lo general, a las personas que son nuevas en el tratamiento con insulina y que escogen el método de jeringa y ampolleta se les enseña primero cómo preparar una sola dosis de un tipo de insulina. Mezclar insulinas en la forma descrita antes, por lo regular se presenta un poco después, una vez que la persona ya se sienta totalmente segura con el proceso.

Regímenes de tratamiento de insulina

Se pide a las personas que se tratan con insulina que se la inyecten en ciertos momentos del día, con el fin de regular su concentración de glucosa en sangre. En cierta medida, el momento de las inyecciones es un intento de reflejar el modelo de secreción de la insulina que ocurre cuando se tiene una salud normal. Como se hizo notar antes, la insulina por lo general se secreta a un nivel bajo durante todo el día, con aumentos claros en respuesta a la ingestión de alimento. La insulina se libera en el sistema portal de la sangre (la red circulatoria que sirve al tracto digestivo abdominal o al intestino bajo, bazo, páncreas, vesícula biliar e hígado). Generalmente, la concentración de insulina alcanza la circulación sistémica (el sistema de sangre que suministra otros tejidos y áreas del cuerpo) a la mitad de la que hay en la circulación portal. La insulina inyectada se envía a la circulación sistémica de manera que la concentración es alta ahí y al principio es más baja en el sistema portal, que es la situación opuesta a lo que existe en la salud normal. A primera vista, ¡se tienen varias desventajas más en el crudo sistema de inyectar insulina, en comparación con la respuesta exquisitamente ajustada que tiene lugar en la normalidad! Entre ellas están:

- Dificultades para igualar la dosis de insulina con la concentración real de glucosa y en especial controlar la concentración de glucosa en sangre durante el ayuno. Una vez que se inyecta, la dosis de insulina no se puede reducir o recuperar. A menudo se necesitan bocadillos para impedir la HIPOGLUCEMIA.
- Inflexibilidad relativa de un sistema que se basa en inyecciones para hacer frente a los cambios cotidianos en la ingestión de alimentos, la cantidad de ejercicio y otras variables.

- Variabilidad diaria, normal, en la tasa de absorción de las dosis de insulina y acción y duración imprecisa de los efectos de la insulina fabricada.
- Otros factores individuales, como problemas médicos, enfermedades, tensión, etc., que pueden influir la absorción, acción y efectos de la insulina inyectada.

De hecho, un experto en diabetes, al hablar de las deficiencias de la terapia de insulina en comparación con la salud normal, dijo que "la insulina se inyecta en el lugar equivocado, en el momento equivocado y en las cantidades equivocadas" (Gale, 1996). A pesar de esto y de todas las deficiencias que se perciben, continúa para declarar que es notable que la terapia de insulina logra un buen control glucémico en la mayoría de quienes la reciben y, ¡que la mayoría de las personas responde excelentemente!

Se recomienda que las inyecciones de insulinas claras o de acción rápida se pongan media hora antes de las comidas y también es así para las insulinas turbias empleadas durante el día. Las insulinas turbias o de acción prolongada empleadas antes de ir a dormir para que duren toda la noche, no necesitan tomarse antes de comer. Las insulinas lispro y asparte de acción rápida se pueden ingerir entre 10 a 5 minutos antes de una comida.

Existen diferentes tipos de regímenes en el tratamiento de insulina.

Insulina de una vez al día

Este régimen sólo se emplea en personas de edad avanzada o enfermos, en los que la meta es evitar la HIPOGLUCEMIA. No se puede lograr un buen control de la glucosa en sangre con una única inyección de insulina. Los tipos de insulina empleados son una preparación lente turbia intermedia, como Human Monotard® o un tipo de acción prolongada como Humulina® Zn. El tipo de persona para el que se podría recomendar este régimen es alguien con edad avanzada que tenga diabetes tipo 2.

Insulina de dos veces al día

Se pueden emplear preparados que se mezclan o que vienen premezclados, que combinan insulinas claras, de corta acción o análogos de insulina de acción rápida con isófona de acción intermedia o insulinas turbias lente. Es el régimen más popular y que se usa con más frecuencia, donde las inyecciones por lo general se dan antes del desayuno y antes de la comida de la noche. Sin embargo, existen límites y es posible que se necesite ingerir bocadillos entre comidas y antes de ir a acostarse para evitar la HIPOGLUCEMIA. Se debe a la forma en que actúan las insulinas de corta acción y de acción prolongada y el momento de los máximos de su actividad, que podrían permitir que ocurran algunos "huecos" en la cobertura óptima. La mezcla de insulinas, que por lo general se recomienda para personas con diabetes tipo 1 en este régimen, permite una mayor flexibilidad en la cobertura de la insulina ya que entonces se pueden ajustar las dosis. Es más probable que las combinaciones premezcladas sean apropiadas para los que tienen diabetes tipo 2.

Inyecciones múltiples diarias y el régimen de bolo basal

Consisten en tres dosis de insulina clara de corta acción (o tres de acción rápida como lispro), inyectadas media hora antes de cada comida principal, combinadas con una inyección de insulina turbia de acción intermedia (isófana o lente), que se inyecta más o menos a las 10:00 p. m. para que dure toda la noche y el día siguiente. El modelo tiene el propósito de reflejar el que ocurre en la salud normal, y estos regímenes podrían emplearse para tratar ambos tipos de diabetes, pero son apropiados en particular para los que tienen el síndrome tipo 1. Si se emplea un dispositivo de pluma, como es el caso común, se conoce como régimen de Bolo Basal. Las inyecciones múltiples, unidas a una revisión frecuente de la concentración de glucosa en sangre (*ver* el capítulo 5, VIGILANCIA DE LA CONCENTRACIÓN DE GLUCOSA EN CASA), representan la base del control "estricto" de la glucemia. Una ventaja de este régimen es que puede adaptarse para permitir una mayor flexibilidad en el horario de las comidas y se puede manejar al ingerir comidas ocasionales más grandes o pequeñas, ambos casos mediante AJUSTAR LAS DOSIS DE INSULINA.

Una desventaja práctica, aparte de tener que autoadministrarse cuatro inyecciones todos los días, es la posible necesidad de poner a prueba el efecto de cada dosis mediante la vigilancia de la concentración de glucosa en la sangre. Las pruebas de glucosa en sangre se pueden llevar a cabo al levantarse en la mañana (para verificar el efecto de la insulina turbia que se administró la noche previa) y luego dos horas después de cada comida para vigilar las dosis de insulina clara. En la práctica, una vez que una persona se ha asentado en el régimen de bolo basal y si tiene una rutina diaria regular (en relación con la cantidad de comida y su horario), sería posible reducir el número de pruebas de glucosa en sangre. Al llevar a cabo menos pruebas pero en diferentes ocasiones en días consecutivos, es posible lograr una imagen razonablemente buena de lo que está sucediendo con la concentración de la glucosa. Sin embargo, por lo general son necesarias las pruebas frecuentes cuando la meta deseada es lograr un control estricto de la glucemia. La desventaja principal con los regímenes de inyecciones múltiples, y una que es causa de ansiedad, lo que es comprensible, es que se da una mayor incidencia de HIPOGLUCEMIA.

Infusión Subcutánea Continua de Insulina

Es un sistema especializado que ofrecen unos cuantos centros de diabetes grandes que pueden proporcionar cuidados de respaldo las 24 horas. Consiste en tubos delgados que conectan una bomba con una aguja insertada bajo la piel de la pared abdominal. La bomba accionada con baterías se programa para proporcionar insulina clara constante en una concentración base con pulsos de la hormona a las horas de comer. Uno de los principales problemas es el bloqueo de los tubos, y también, puede haber dolor en el sitio del implante. La aguja se puede desplazar con facilidad ya que el dispositivo se usa continuamente y pueden surgir problemas serios como CETOACIDOSIS DIABÉTICA con mucha rapidez si hay una interrupción en el suministro de insulina.

Terapia combinada de insulina y medicamentos

La combinación de medicamentos antidiabéticos orales con insulina es un tratamiento apropiado para algunas personas con diabetes tipo 2. A veces, este tipo de régimen es transitorio y la persona puede trasferirse a la larga a usar sólo la insulina. En otros casos, la terapia de combinación se puede continuar por un tiempo considerable. Dos tipos de medicamento antidiabético (sulfonilureas y metformina) son los que se utilizan con más frecuencia con la insulina.

Sulfonilureas e insulina

Por lo general, las sulfonilureas se toman durante el día y la insulina turbia (isófona) se inyecta en la noche o en la mañana. Los resultados de algunos estudios sugieren que la mitad de la dosis normal de insulina es suficiente con esta combinación, al menos en las etapas iniciales del tratamiento.

Metformina e insulina

De nuevo, la metformina se toma durante el día y la insulina turbia (isófana) se inyecta en la noche y en la mañana. Los estudios sugieren que hay menor riesgo de aumento de peso con este régimen en comparación con sólo la terapia de insulina, en la diabetes tipo 2. También puede proporcionar un mejor control de la concentración de la glucosa en sangre que sólo con la insulina dos veces al día. Se piensa que es una terapia particularmente apropiada para personas con sobrepeso que tengan el síndrome tipo 2, en la que es obvio que no es deseable un aumento adicional del peso.

Cómo seleccionar el régimen de insulina y las dosis de inicio

Escoger un régimen de inicio de insulina depende de diversos factores que abarcan el tipo de diabetes, las necesidades clínicas y las preferencias de la persona en cuestión, tomando en cuenta la rutina diaria y el estilo de vida, y si la meta deseada es un control rígido. Es importante darse cuenta que el régimen y las dosis de insulina podrían cambiar con el paso del tiempo con respecto a lo que se sugirió al empezar el tratamiento. Los regímenes y dosis de insulina funcionan mejor cuando se adaptan a las necesidades individuales, dependiendo de los resultados de la vigilancia de la glucosa en sangre, así que pueden requerir modificación con el paso del tiempo. La mayoría de las personas comienzan con insulina y como pacientes externos en las clínicas de diabetes, y esto incluye a la minoría a la que se ha recetado recientemente el síndrome tipo 1. Las excepciones son quienes están enfermos en el momento del diagnóstico (por lo general gente con diabetes tipo 1), que presenten síntomas marcados, hiperglucemia marcada y cetonuria de moderada a severa. Cualquiera cuya enfermedad cause preocupación generalmente se ingresa en el hospital y se le da el tratamiento apropiado, que podría incluir una transfusión intravenosa con insulina. Una vez que la diabetes se ha controlado y la persona se siente mejor, se le deriva a la clínica de diabetes (por lo general en el mismo hospital), de manera que se pueda iniciar un régimen apropiado de insulina antes de volver a casa.

No existen reglas absolutas respecto a la dosis de inicio de la insulina, que varía de acuerdo a la necesidad individual. Sin embargo, la mayoría de las clínicas intenta mantener bajas las dosis de inicio para reducir al mínimo el riesgo de HIPOGLUCEMIA. El procedimiento usual es ayudar a la persona a autoadministrarse la primera dosis de insulina durante el transcurso de la cita inicial en la clínica, concediendo suficiente tiempo a la demostración y a la práctica. Una dosis de inicio por lo general estará entre los valores de 16 a 24 unidades de insulina, divididas entre dos inyecciones. En el primer día, después de autoadministrarse la primera inyección en la clínica, se envía a la persona a casa con instrucciones sobre el horario para poner las dosis de la noche y de la mañana siguiente. Al reconocer que ponerse estas primeras inyecciones en casa puede parecer intimidante, la mayoría de las clínicas proporcionan instrucciones escritas claras e ilustradas y un teléfono de ayuda que puede conectar a la persona con alguien que le pueda dar ayuda y consejo, si surge la necesidad. A menudo, las primeras dosis de insulina son premezcladas o insulinas solas para que la situación sea más fácil en estas primeras etapas. También es probable que la persona recibiera información sobre las comidas apropiadas y las cantidades de alimento a ingerir. Es posible que se le mostrara la VIGILANCIA DE LA GLUCOSA EN SANGRE EN CASA y PRUEBAS DE ORINA EN CASA. Por lo general, se hace una cita de seguimiento para el siguiente día o en unos cuantos días, de manera que el progreso se pueda discutir por completo y se proporcione ayuda en cualquier dificultad.

Cómo obtener y almacenar la insulina

Las personas con diabetes a las que se trata con medicación oral e insulina tienen derecho a recetas gratuitas para todos los medicamentos que puedan necesitar. Esto no sólo incluye su medicamento para diabetes sino también recetas para otros tipos de medicamentos. Como se mencionó antes, de igual manera se incluyen los dispositivos para inyectar la insulina aunque se deben comprar las agujas. Sin embargo, algunas clínicas hacen sus propios arreglos respecto al suministro de agujas y en cualquier caso, el costo es relativamente bajo. La situación con respecto a las agujas podría cambiar en el futuro.

La mayoría de las personas recibe sus primeros suministros de insulina, tiras de pruebas, etc. (para vigilancia de la glucosa en sangre y orina) de su clínica de diabetes, que puede tener su base en el hospital o centro de salud local más cercano. Las cantidades suministradas pueden variar de una clínica a otra. Se hará una solicitud al médico familiar de la persona dando los detalles del tipo de insulina y otros suministros que el paciente requiere. Las recetas subsiguientes se pueden obtener en el consultorio del doctor. Se recomienda que se almacenen suministros extra de insulina en el compartimiento de las verduras o en la puerta del refrigerador. La insulina que se emplea en la actualidad deberá conservarse a temperatura ambiente pero no dejarse a la luz solar directa o en un lugar cálido, como un anaquel sobre un calentador. Siempre se debe revisar el cartucho o ampolleta de insulina antes de usarlos y hacer una verificación rápida para asegurar que es del tipo y dosis correctos, así como que no han pasado de la fecha de vencimiento del fabricante. Es útil saber el tipo y nombre de tu insulina y tenerlo registrado en una tarjeta personal de diabetes (que suministra la clínica), que se tenga a la mano para referencia. Si la insulina parece extraña de alguna manera, por ejemplo si está descolorida o tiene una consistencia equivocada, se deberá descartar y no utilizarse.

Eliminación de "agujas"
Algunas clínicas de diabetes actúan con un esquema de eliminación para el equipo usado de insulina y todas dan

instrucciones sobre cómo manejarlo. Existe un dispositivo, gratuito, que sujeta las agujas, las almacena y puede contener alrededor del suministro de dos años. Jeringas, ampolletas, cartuchos y plumas se pueden poner en un contenedor casero, como un recipiente para mantequilla, y se le pone la tapa cuando está lleno. El contenedor se puede llevar a la clínica o consultorio para eliminación especial o, si no existe un servicio local, ponerse con la basura de la casa.

Ajustar las dosis de insulina

Con el fin de lograr un control mejor y más flexible de la diabetes tratada con insulina, es necesario ajustar las dosis de tiempo en tiempo. Existen varias razones para que se necesite este ajuste:

- El régimen de inicio de la insulina puede ser inadecuado y los resultados de las pruebas de sangre pueden indicar que se podría lograr un mejor control aumentando o disminuyendo la dosis general.
- El estilo de vida y los compromisos de trabajo de la persona, por ejemplo, trabajar en turnos o viajes internacionales con regularidad que crucen husos horarios, podrían hacer esencial ajustar las dosis de insulina.
- Ajustes regulares o irregulares podrían ser necesarios para dar cabida a EJERCICIO y actividades planeadas o sin planear, clima cálido (en casa o de vacaciones), periodos de tensión, momentos de enfermedad (por ejemplo, resfriados, gripe, parásitos estomacales), festividades religiosas, ayunos y otras ocasiones especiales (*ver* el capítulo 11).

Es muy útil que la persona enferma pueda aprender a ajustar sus dosis de insulina ya que esto da al individuo mayor control individual de la diabetes. Sin embargo, es bien sabido que muchas personas lo encuentran difícil y prefieren dejar las decisiones sobre su dosis de insulina al equipo de cuidados de diabetes. El personal de diabetes está contento de hacerlo y nadie necesita sentirse presionado por alterar las dosis por sí mismo si no tiene confianza respecto a hacerlo. De todas formas, se considera que es importante educar a la gente respecto al ajuste por sí mismo como parte del proceso de aprendizaje respecto a la diabetes. El primer paso es que la persona comprenda el modo de operación de las insulinas que está empleando (es decir, de corta acción, prolongada o ambas) y cómo y cuándo se podrían traslapar sus efectos. Los estudios sugieren que entre quienes emplean insulina existe, de hecho, mucha información errónea, incluso respecto a los hechos básicos. Además, entre los que llevan a cabo el ajuste por sí mismos, existen dos extremos de personas: ¡los que alteran las dosis con demasiada frecuencia sin una necesidad clara de hacerlo y los que no las alteran lo suficiente!

Aunque no hay reglas definidas, existen algunas pautas generales que por lo general se siguen cuando se ajustan las dosis de insulina:

- Se debe llevar a cabo con regularidad la VIGILANCIA DE LA GLUCOSA EN SANGRE EN CASA y se deben registrar lecturas exactas de la concentración de glucosa en sangre a diferentes horas del día. De esta forma, se obtiene una imagen de los efectos de cada dosis de insulina y se puede analizar y comprender.
- Debería tenerse un modelo de lecturas regulares adversas (es decir, que se encuentran fuera de los valores que se buscan) antes de alterar una dosis de insulina. La excepción es si el ajuste se realiza por adelantado como una medida planeada, por ejemplo para permitir ejercicio extenuante.
- Las alteraciones en las dosis deben ser pequeñas.
- Sólo se debe alterar una dosis por vez y se deben vigilar los efectos durante unos cuantos días mediante Vigilancia de la Glucosa en Sangre en Casa. (Las personas que emplean

preparados premezclados de dos insulinas deben buscar asesoría.)
- La insulina turbia se debe alterar con poca frecuencia, es decir, no más de cada dos o tres días.

Se debe apreciar que una lectura de la concentración de glucosa en sangre se relaciona con los efectos de la dosis previa de insulina, no con la próxima. Si se tiene una lectura adversa de glucosa en sangre con regularidad por varios días, entonces la dosis relevante de insulina no se puede alterar hasta que de nuevo vuelve a corresponderle, algo que por lo general es al día siguiente. Uno de los errores más comunes que se comete es alterar la siguiente dosis de insulina que corresponde al mismo día, con la creencia errónea de que esto corregirá el problema, cuando, de hecho, ¡esto sólo empeora la situación! Es de particular importancia que quienes usan inyecciones múltiples, un régimen de Bolo Basal, aprecien la necesidad de ajustar la dosis relevante ya que es demasiado fácil que falle todo el esquema de control.

- Nunca evites una dosis de insulina que corresponda, incluso en el caso de una lectura baja de glucosa en sangre o un ataque hipoglucémico. La hipoglucemia se debe tratar (*ver el capítulo 6*) para restaurar la concentración de glucosa en sangre y tomar la dosis correspondiente como es usual. Esto se debe a que la causa del episodio fueron los eventos previos y no se pueden evitar al no tomar la siguiente dosis de insulina.
- Si tienes dudas sobre alterar cualquier dosis de insulina, busca la asesoría de expertos.

Efectos secundarios del tratamiento con insulina (aparte de la hipoglucemia)

El efecto secundario más común del tratamiento de la insulina es el aumento de peso, que se cree que se eleva debido a tres posibles causas. En primer lugar, se sabe que la insulina tiene efecto anabólico (de formación del cuerpo). En segundo lugar, cuando se empieza a lograr un buen control glucémico gracias a la terapia de insulina, se pierde menos glucosa en la orina. Esta glucosa está disponible en potencia para almacenarse como grasa y es posible que explique parte del aumento de peso. En tercer lugar, el tratamiento con insulina causa que la gente se sienta mejor y por lo general encuentran que elimina de inmediato síntomas desagradables. Una sensación renovada de salud y bienestar podría significar simplemente que la persona recobra el apetito y se siente capaz de comer más que antes. En una minoría de las personas, en especial en quienes tienen el síndrome tipo 1 que perdieron peso antes del diagnóstico, recuperar el peso es un resultado deseable. Sin embargo, para los que ya tienen sobrepeso, en especial quienes tienen diabetes tipo 2, es obvio que un aumento no es un resultado deseable. Por lo regular, si es que sucede, el aumento tiene lugar muy pronto después de que se inicia el tratamiento de insulina y luego cesa. Una atención cuidadosa a la dieta al principio del tratamiento, junto con un aumento gradual del ejercicio, podría prevenir o reducir al mínimo el aumento de peso. Ahora, podría ser aconsejable para quienes tienen diabetes tipo 2 que sigan una dieta de pérdida de peso desde el principio.

En ocasiones se presentan otros efectos secundarios, poco comunes, incluyendo retención de líquidos que afecten pies y parte baja de las piernas, deterioro de la RETINOPATÍA (enfermedad de los ojos) y neuritis (inflamación dolorosa de los nervios). Por lo general, los dos primeros son de corta duración y aminoran y mejoran con el tiempo, pero la neuritis puede ser persistente y requerir un tratamiento más prolongado de los síntomas.

Terapia intensiva de insulina en personas con diabetes tipo 1

La terapia intensiva de insulina o control "rígido", que se basa en un régimen de inyecciones múltiples o bolo basal, la mayor parte del tiempo intenta mantener la glucosa de la sangre cerca de concentraciones normales. Los estudios de investigación han mostrado que un buen control de la glucemia, que se logra mediante un tratamiento intensivo de insulina, reduce el riesgo de las COMPLICACIONES CARDIOVASCULARES de la diabetes, es decir RETINOPATÍA, NEUROPATÍA y NEFROPATÍA. Además, cuando estas complicaciones están presentes, la terapia de insulina podría en algunos casos reducir la velocidad de su avance. Por desgracia, estos resultados deseables se contraponen a una desventaja grave, que es un aumento en la incidencia de episodios graves de HIPOGLUCEMIA, es decir, ataques que requieren la intervención y ayuda de otras personas. Otras desventajas son la necesidad de un alto grado de motivación por parte de la persona, con el fin de llevar a cabo la frecuente vigilancia de la concentración de glucosa en sangre y autoadministrarse varias inyecciones todos los días.

Desde un punto de vista clínico, existen ciertos grupos de personas para las que no es aconsejable el tratamiento intensivo con insulina. Abarca a quienes ya experimentan episodios de HIPOGLUCEMIA severa y a personas que no pueden reconocer o que no experimentan los primeros signos de advertencia de un ataque. También es inapropiado para las personas con daño de tejidos importante o avanzado que es resultado de las complicaciones diabéticas, y quienes tienen enfermedades cardiacas u otras enfermedades graves. Por último, la terapia intensiva de insulina es inapropiada para niños de menos de 13 años de edad ya que los episodios repetidos de hipoglucemia pueden dañar al cerebro en desarrollo.

Control rígido de la glucemia en personas con diabetes tipo 2

El control rígido de la glucemia en la diabetes tipo 2 se puede lograr empleando SULFONILUREAS e insulina. Los estudios sugieren que el tratamiento riguroso para quienes tienen este síndrome produce una reducción similar de los riesgos planteados por las COMPLICACIONES MICROVASCULARES. Una vez más, la principal desventaja es un aumento en la incidencia de HIPOGLUCEMIA severa, además de aumento de peso.

Capítulo **5**

VIGILANCIA DE LA CONCENTRACIÓN DE GLUCOSA

Vigilancia de la glucosa en sangre en casa

La habilidad para vigilar la concentración de la glucosa en sangre en el hogar es vital para quienes tienen diabetes tipo 1 y también podría ser esencial para personas con el síndrome tipo 2, en especial si se tratan con SULFONILUREAS o insulina. Una de las principales ventajas de la vigilancia de la glucosa en sangre en casa es que permite a la gente un mejor control de su diabetes, cuando se combina con ajustar las dosis de insulina. La vigilancia de la glucosa en sangre en casa permite que se descubra la HIPOGLUCEMIA. Esto es tranquilizador para muchas personas, en especial para las que corren el riesgo de HIPOGLUCEMIA más grave, es decir, aquellos en que la diabetes se controla con rigidez.

Cómo llevar a cabo una prueba de glucosa en sangre en casa

Las guías para llevar a cabo la Vigilancia de la Glucosa en Sangre en Casa se expone a continuación, aunque se deberían seguir las instrucciones que proporcione su clínica de diabetes.

1. Lavarse las manos con agua caliente y jabón y secarlas bien.

2. Seleccionar la lanceta y dispositivo para picar el dedo y extraer una tira de prueba de su contenedor.
3. Picar el lado de la punta del dedo (evitando el pulgar y el índice) y dar masaje con suavidad para obtener una gota apropiada de sangre.
4. Poner la tira sobre la gota de sangre y moverla de lado para cubrirla por completo con sangre. Asegúrese de que sigue con exactitud las instrucciones para usar la tira con un medidor.
5. Cubrir el piquete con un pedazo pequeño de gasa o algodón limpio y sostener en el sitio por unos minutos.
6. "Leer" la glucosa en sangre usando la tabla o el medidor y anotar el resultado en el diario que proporcione su clínica.
7. Tomar algo de glucosa si la lectura es de 4 mmol/l o menos, pero seguir la guía específica que le dio su equipo de cuidados clínicos.
8. Sin importar el resultado, no deje pasar la siguiente dosis de insulina o sulfonilureas.

Procedimiento para glucosa en sangre en casa: posibles dificultades

Aunque la vigilancia de la glucosa en sangre en casa es deseable, se reconocen varias posibles dificultades en relación con el procedimiento.

- Se debe obtener una muestra de sangre picando el dedo para cada prueba, lo que a la gente puede parecerle incómodo y desagradable, en especial porque se debe llevar a cabo con regularidad todos los días. Se podría pedir a alguien que recién empieza a recibir insulina que practique cuatro pruebas al día, pero por lo general, la cifra se puede reducir una vez que surge un modelo de lecturas.

- La concentración de glucosa en sangre se valora empleando tiras impregnadas de enzima que se proporcionan gratis con la receta. Se pueden "leer" visualmente al igualar el color en la tira con una tabla o con la ayuda de un medidor diseñado especialmente. Existen más de 12 tipos de medidores disponibles, algunos con grandes pantallas impresas o una salida de audio para personas con dificultades en vista o audición. Sin embargo, los medidores no están disponibles por prescripción y el paciente los debe comprar. Los costos varían bastante dependiendo de la sofisticación del medidor y de los servicios que da, como memoria, y la habilidad de conectarse con una computadora. La gente a veces piensa que necesita comprar un medidor costoso y complicado, cuando de hecho un dispositivo mucho más simple se ajustaría igual de bien a sus necesidades. El personal clínico siempre está dispuesto a aconsejar respecto a medidores y tiene experiencia de primera mano de los diferentes tipos que están disponibles. Algunas clínicas hacen sus propios arreglos y pueden proporcionar medidores gratuitos, al menos a algunos de sus pacientes. Las personas que es más probable que se beneficien serían las recién diagnosticadas con diabetes tipo 1. Los medidores varían en sus instrucciones de funcionamiento, que siempre se deben seguir con meticulosidad. Cada medidor empleará un tipo particular de tira de prueba, y aunque el entrenamiento en el uso de los medidores se da en las clínicas de diabetes, algunas personas encuentran difícil de usar el equipo cuando lo hacen solas en casa.
- Se pueden conseguir gratis navajas o agujas muy finas, diseñadas especialmente, conocidas como lancetas, con la receta para la Vigilancia de la Glucosa en Sangre en Casa. Como las agujas de insulina, después de que se usan, se deben poner en un contenedor con tapa y eliminarse con seguridad, de acuerdo a las disposiciones locales y a los

consejos que den en la clínica de diabetes. Se pueden obtener artefactos manuales que se pueden cargar de antemano con la lanceta. Cuando se sostienen contra el lado del dedo y se disparan, la punta de la lanceta penetra la superficie de la piel dando un pinchazo y facilitando la obtención de una gota de sangre. Estos dispositivos no están disponibles con una receta general, aunque algunas clínicas hacen sus propios arreglos y pueden proporcionarlos a algunos de sus pacientes. Sin importar el método empleado, para muchas personas la parte más difícil de hacer la Vigilancia de la Glucosa en Sangre en Casa es picar el dedo y algunas lo encuentran tan desagradable que no hacen las pruebas de glucosa en sangre con la frecuencia que debieran.

- Obtener resultados exactos de la Vigilancia de la Glucosa en Sangre en Casa depende de la atención a todas las etapas del procedimiento, desde obtener una gota de sangre "limpia" al uso y almacenamiento correcto de tiras de prueba, medidores y tablas. Una vez obtenida, cada lectura se anota en un 'diario de vigilancia' que proporciona la clínica. Se sabe que se pueden introducir errores en cualquier etapa, con consecuencias potencialmente graves si el resultado final es una alteración inapropiada de una dosis de insulina.

- Como es comprensible, algunas personas sienten que la Vigilancia de la Glucosa en Sangre en Casa es una tarea excesiva al añadirse a la necesidad diaria de tener que inyectarse ellas mismas la insulina. No es raro que se presenten discrepancias importantes entre los resultados que presenta el paciente y los que se obtienen en la clínica (basados en la hemoglobina glicosilada, *ver* VIGILANCIA CLÍNICA DE LA CONCENTRACIÓN DE GLUCOSA EN SANGRE, más adelante). Como se hizo notar antes, la gente puede hacerse las pruebas con muy poca frecuencia y luego, al aproximarse una cita clínica, ¡sentirse tentada a inventar buenos resultados! La única forma de superar esto es si el paciente puede aprender a apreciar los beneficios para su salud de la Vigilancia de la Glucosa en Sangre en Casa con regularidad.

- Las personas que sufren de deterioro físico o intelectual, enfermedades mentales o depresión, y los niños muy pequeños, podrían necesitar ayuda y apoyo extra con la Vigilancia de la Glucosa en Sangre en Casa. Es probable que se necesite involucrar a familiares y cuidadores, como es probable que ya lo estén con las inyecciones de insulina. Los cuidadores y familiares pueden sentir una considerable carga de responsabilidad al desempeñar estas tareas, que también afecta su propia libertad, atándolos a la rutina de la persona con diabetes. Todo esto requiere comprensión, ayuda, apoyo y una buena relación con el personal clínico de diabetes de manera que se puedan discutir los problemas abiertamente. De la misma manera, la persona diabética con incapacidad física puede sentirse frustrada por no poder manejar la Vigilancia de la Glucosa en Sangre en Casa y las inyecciones de insulina y podría tener problemas con su propia dependencia.

La reacción de la glucosa oxidasa

La prueba de Vigilancia de la Glucosa en Sangre en Casa se basa en una reacción bioquímica producida por una enzima llamada glucosa oxidasa. Las tiras de prueba están impregnadas con esta enzima y un tinte reducido. Cuando se pone una gota de sangre en la tira, la enzima oxida la glucosa que contiene (es decir, se añade oxígeno), para producir ácido glucónico y peróxido de hidrógeno. La cantidad de peróxido de hidrógeno producida está relacionada directamente con la cantidad de glucosa presente en la sangre. El peróxido de hidrógeno reacciona con el tinte de la tira para producir un color que depende de la cantidad de glucosa que estaba presente en la gota de sangre.

Interpretación de los resultados: ¿cuál es la variación aceptable para la concentración de glucosa en sangre?
Una vez más, el personal de cuidados clínicos de la diabetes determinará lo que son los límites razonables de concentración de glucosa en sangre para cada persona y es su guía lo que se debe seguir. Idealmente, la meta es un control adecuado de la glucosa en sangre, lo que significa que la concentración esté entre 4 y 7 mmol/l entre comidas (y 9 mmol/l después de una comida). Se emplea la frase: "Hacer de cuatro el mínimo", que significa que la concentración no debe bajar de 4 mmol/l ya que existe el riesgo de HIPOGLUCEMIA. En la práctica, es difícil mantenerse dentro de los valores ideales todo el tiempo por varias razones distintas, a veces por causas metabólicas complejas sobre las que el individuo tiene poco control. En consecuencia, es importante comprender que un resultado fuera de los valores no representa una falla del individuo o su culpa, y no debería ser un asunto de culpabilidad respecto a algo que la persona piensa que hizo o no hizo. Lo que es importante es que la persona sepa qué acción se debe realizar si emerge un modelo consistente de lecturas altas o bajas al ingerir, por ejemplo, un bocadillo o alterar una dosis de insulina como se necesite, o hacer las acciones para evitarlo si un solo resultado indica un riesgo de hipoglucemia.

Vigilancia clínica de la concentración de glucosa en sangre: pruebas de HBA1c

Algunas de las muestras de sangre que se toman en las visitas clínicas se someten a un tipo diferente de pruebas de laboratorio que miden la cantidad de hemoglobina glicosilada o HBA1c. El HBA1c se produce por la glicosilación de la hemoglobina. El proceso bioquímico de glicosilación es la unión de moléculas de glucosa a partes amino de las proteínas. La hemoglobina es la importante sustancia respiratoria de los glóbulos rojos que contiene un pigmento que es responsable del color rojo de la sangre pero que también transporta oxígeno en el cuerpo. La glicosilación tiene lugar también en otros tejidos, causando un daño y alteración de las estructuras de proteínas. Es parte del proceso conocido como entrecruzamiento de proteínas que conduce a la producción y acumulación de sustancias conocidas, productos finales de la glicosilación avanzada. El proceso de glicosilación tiene lugar sin la actividad de enzimas y es proporcional a la concentración promedio de la glucosa en la sangre. Como la cantidad de hemoglobina glicosilada en la sangre, en relación con la hemoglobina normal, es proporcional a la concentración promedio de glucosa que ha existido en las semanas previas, representa una valoración útil de la glucemia en la diabetes. Se sabe que en la salud normal, la proporción de HBA1c es de entre 4 y 6 por ciento. Una medición de HBA1c en la diabetes se lleva a cabo al menos dos veces al año en visitas clínicas de rutina. Junto con el registro de Vigilancia de la Glucosa en Sangre en Casa, permite una buena valoración del control glucémico general que se debe realizar, y juntos, los resultados representan la base para que el personal clínico sugiera cambios a un régimen de insulina o medicamentos, si se requiere. Se podría considerar que HBA1c es complementario al registro diario de Vigilancia de la Glucosa en Sangre en Casa. Es necesario que expertos interpreten con cuidado los resultados ya que existen varias circunstancias en que se pueden producir lecturas "falsas", por ejemplo, en algunas enfermedades que afectan los glóbulos rojos mismos.

Vale la pena hacer notar que la glicosilación y el entrecruzamiento de proteínas con la acumulación de productos finales de la glicosilación avanzada se ven favorecidos por la hiperglucemia, en particular cuando no se ha detectado y persiste por largo tiempo, como sucede a menudo en la diabetes tipo 2. Se cree que este proceso contribuye al daño de tejidos que se ve en algunas de las COMPLICACIONES A LARGO PLAZO de la diabetes, como cambios en las paredes de los vasos sanguíneos en enfermedades arteriales y cardiacas. La restauración de un control adecuado de la glucemia, en especial al principio de la diabetes, ayuda a reducir la glicosilación y el entrecruzamiento y, por lo tanto, previenen el daño a proteínas y tejidos. Sin embargo, el proceso también se asocia con el envejecimiento y los cambios de los tejidos que tienen lugar cuando la gente envejece, esté presente o no la diabetes.

Nuevos avances en la vigilancia de la glucosa en sangre

Se están investigando y elaborando todo el tiempo nuevas formas de medir la concentración de glucosa en sangre, con la meta de hacer más fácil de llevar a cabo el proceso para las personas con diabetes. Se han realizado muchos proyectos para la fabricación de nuevos medidores sofisticados que pueden dar una lectura de la glucosa en sangre en segundos y que también tienen otros servicios. También se están buscando dispositivos no invasores que no requieran una muestra de sangre. Algunos de ellos emplean tecnología láser o infrarroja pero todavía necesitan calibrarse con demasiada frecuencia y esto requiere una muestra de sangre. Sin embargo, un nuevo dispositivo, que se usa como reloj de pulsera y que se está fabricando en Estados Unidos, mide la concentración de glucosa en el fluido intersticial (un fluido transparente presente entre las células y los tejidos) sin abrir la piel. En este momento, estos dispositivos son costosos y no están disponibles en todos lados pero se espera que al final sean fáciles de adquirir. Un método no invasor de medir la glucosa en sangre haría mucho más aceptable el proceso completo de Vigilancia de la Glucosa en Sangre en Casa y, en consecuencia, más probable de que se lleve a cabo. Esto a su vez ayudaría a la gente a manejar su diabetes con mayor efectividad.

Pruebas de orina en casa

Hacer la prueba en una muestra de orina para determinar la presencia o concentración de glucosa es un método mucho más burdo de valorar el control glucémico. Tiene la ventaja de ser fácil de llevar a cabo y no es invasor, así que no causa incomodidades. Esto hace que sea una prueba más aceptable que la Vigilancia de la Glucosa en Sangre en Casa y, en consecuencia, que sea más probable que se lleve a cabo. Por desgracia, tiene varias desventajas. La presencia de glucosa en la orina depende del umbral renal de la persona. Como se mencionó antes, es el nivel o concentración por encima del cual la glucosa cesa de ser "reciclada" por los riñones de vuelta a la corriente sanguínea de manera que pasa a la orina. La concentración normal en que esto ocurre en adultos es de 10 mmol/l pero varía mucho, no sólo entre individuos sino en diferentes etapas de la vida de una persona. Los niños tienden a un umbral renal bajo y podrían tener glicosuria (azúcar en la orina) cuando no hay diabetes. Es mucho más probable que las personas de edad avanzada tengan un umbral renal alto. La glicosuria podría estar ausente en presencia de hiperglucemia y HBA1c elevado. La concentración de la orina y la cantidad de fluido que se ha bebido puede alterar la lectura de la prueba de orina en casa, y de particular importancia, una prueba de orina no puede detectar HIPOGLUCEMIA. A pesar de sus limitaciones, la prueba de orina en casa puede proporcionar información útil y dar confianza, en especial en personas con diabetes tipo 2. Es inadecuada como método de prueba para diabetes de control rígido o cuando existe el riesgo de hipoglucemia.

Cómo hacer una prueba de orina

Con el fin de hacer una prueba de azúcar en la orina, se emplean tiras especiales que están cubiertas de un reactivo que cambia de color de acuerdo a la cantidad de glucosa presente. La prueba consiste en reunir una muestra de orina y sumergir la tira en ella, o bien, sostener la tira en el chorro de orina. La prueba es de tiempo y el color se compara con colores en una tabla, lo que indica la cantidad de azúcar presente. Existen varios tipos de tiras, incluso algunos que están diseñados para personas que no distinguen colores. El horario y frecuencia de las pruebas dependerá del consejo individual que dé el personal clínico de diabetes. Los resultados de las pruebas se deben anotar en un diario o en la tabla de manera que se mantenga un registro que se pueda analizar cuando sea necesario.

Pruebas en la orina de cetonas

Aunque esta prueba se lleva a cabo de una manera similar a la descrita arriba, es decir, mojando una tira de preparación especial en la muestra de orina y notando el cambio de color, las razones para la prueba son totalmente diferentes. En este caso, no es glucosa lo que se busca, sino cetonas para descubrir cetonuria. La cetonuria es una característica de la diabetes tipo 1 y es una señal de advertencia del riesgo de CETOACIDOSIS DIABÉTICA. Las personas con diabetes tipo 1 recién diagnosticadas a menudo dan prueba positiva a cetonas en su orina, pero por lo general desaparece rápidamente con el inicio del tratamiento de insulina. De hecho, la cetonuria por lo general mejora incluso antes que la hiperglucemia. En consecuencia, la prueba de orina para cetonas se podría sugerir para personas en esta posición y llevarla a cabo proporciona una prueba positiva inicial de la eficiencia de la terapia de insulina. La otra circunstancia principal en que es útil esta prueba es durante periodos de enfermedad ocasional (*ver* el capítulo 11, CÓMO ENFRENTAR LAS ENFERMEDADES Y LAS INFECCIONES). Las pruebas de sangre para cetonas se llevan a cabo empleando tiras que pueden detectar el acetoacetato. Tiene lugar un cambio de color que entonces se compara con colores en una tabla que suministra la clínica de diabetes. El color indica si hay cetonas, en diminutas o pequeñas, medias o grandes cantidades. La persona recibirá indicaciones si se necesita hacer algo y de qué tipo sería: si los resultados indican un riesgo potencial, podría ser necesaria la hospitalización para estabilizar la diabetes.

Capítulo **6**

HIPOGLUCEMIA

Muchas personas piensan que la hipoglucemia es una característica de la diabetes, pero de hecho es un efecto secundario de ciertas formas de tratamiento para la enfermedad, en particular de la terapia de insulina y sulfonilurea. La hipoglucemia es más común en personas con diabetes tipo 1, 10 por ciento de las cuales experimenta al menos un episodio grave cada año, que requiere de tratamiento en hospital, además de ataques menos graves. La buena noticia es que estos episodios se tratan casi siempre con éxito y por lo general, la persona vuelve rápidamente a una salud normal. A pesar de esto, como es comprensible, la hipoglucemia es el efecto secundario más temido del tratamiento con insulina. Por desgracia, como hemos visto, la incidencia de hipoglucemia severa aumenta con el control glucémico rígido en la diabetes tipo 1. Éste es el principal factor limitante en la terapia intensiva de insulina y de lograr un control glucémico apropiado. El tratamiento intensivo es muy deseable ya que reduce los riesgos de complicaciones diabéticas, pero el temor a la hipoglucemia causa que muchas personas duden respecto a la terapia intensiva.

Las personas con diabetes tipo 2 a las que se trata con SULFONILUREAS e insulina también pueden experimentar hipoglucemia, pero en su mayor parte, los ataques son menos frecuentes y no tan graves. Sin embargo, los episodios muy graves de hipoglucemia son un riesgo raro pero reconocido del tratamiento con sulfonilurea, en especial en personas de edad avanzada. Estos ataques pueden resultar fatales en circunstancias muy poco comunes y cuando ocurren, por lo general se relacionan con una de las sulfonilureas de actividad más prolongada, aunque cualquiera de este grupo de medicamentos tiene el potencial para causar hipoglucemia. Este riesgo significa que las sulfonilureas de acción más prolongada no se recetan normalmente a personas de edad avanzada. Se piensa que la acción de las sulfonilureas de suprimir la producción de glucosa en el hígado es la razón principal de que estos medicamentos puedan causar hipoglucemia. Las personas de edad avanzada parecen ser susceptibles en especial a este efecto. Otras situaciones de alto riesgo que podrían exacerbar el potencial hipoglucémico de las sulfonilureas, son las interacciones con otros medicamentos, incluyendo el alcohol, y las tensiones metabólicas causadas por periodos de infección o enfermedad (*ver* el capítulo 11).

La definición de hipoglucemia

Se dice que existe hipoglucemia si la concentración de glucosa en sangre baja a menos de 3.3 mmol/l. Sin embargo, se ha recomendado que se reconozca a 4 mmol/l como concentración basal de que existe un riesgo o probabilidad de hipoglucemia. Esto se ha convertido en el "nivel de trabajo" adoptado por las clínicas de diabetes y en el que basan sus recomendaciones a los pacientes.

Causas inmediatas de la hipoglucemia

A corto plazo, la hipoglucemia tiene dos causas principales que se relacionan con el suministro de carbohidratos o la cantidad de insulina disponible. Con mucha frecuencia, la causa de la hipoglucemia es una ingestión inadecuada de carbohidratos como sucede al no comer, o comer poco o tarde, o por un incremento en la tasa en que se utiliza la glucosa debido a una demanda más grande de energía. Por lo general, la última situación es resultado de aumento en el ejercicio o actividad física, que puede ser algo tan simple como arreglar el jardín o la limpieza de primavera. Por otro lado, la causa de una hipoglucemia puede ser el tratamiento excesivo. Podría ser el resultado directo de que se inyecte demasiada insulina o, en el caso de las SULFONILUREAS, una dosis excesiva que provoque una liberación de insulina de las células beta mayor a lo normal. En ambos casos, el efecto neto puede ser una caída en la concentración en circulación de la glucosa, y si desciende demasiado, la aparición de HIPOGLUCEMIA. Otras causas o factores inmediatos que pueden contribuir a un ataque son la ingestión más alta de lo normal de alcohol, cambiar el sitio de la inyección y el clima cálido (que afecta el metabolismo de la insulina y la glucosa). Podría ser que no aparezca una razón obvia para una hipoglucemia particular, pero después de la recuperación, siempre vale la pena someterse a una revisión mental de los eventos previos y tratar de descubrir la razón de qué haya pasado. Por lo general, algún factor en apariencia menor, tal vez algo que no había sido problema antes, resulta ser la causa más probable. El propósito de la "autopsia" es tratar de evitar una recurrencia en el futuro, incluso si no siempre es fácil.

Causas a más largo plazo de la hipoglucemia (recurrente)

Existen varias causas más, a más largo plazo, para la hipoglucemia, que por lo regular causan que sea recurrente, más que un solo episodio que sucede debido a un evento reciente. Entre ellas están:

- El "periodo de luna de miel" en la diabetes tipo 1, en que puede presentarse una recuperación aparente inicial de las células de los islotes (que invariablemente es de corta duración) después de la iniciación del tratamiento con insulina. El periodo de luna de mil por lo general llega a un final abrupto, a menudo coincidiendo con un periodo de enfer-

medad. Generalmente, a una persona en esta posición se le vigila con cuidado y se le mantiene en una dosis mínima de insulina con el fin de evitar la hipoglucemia, en lugar de que se detenga del todo el tratamiento con insulina.
- Alteración o cambio en la sensibilidad a la insulina, por ejemplo, la solución de la RESISTENCIA A LA INSULINA después del parto o después de retirarse de una terapia de esteroides.
- La aparición de enfermedades de riñón o graves de hígado, pituitaria menos activa de lo normal, enfermedad de Addison, trastornos que afecten la absorción de nutrientes, por ejemplo, enfermedad celíaca.
- Pérdida severa de peso o trastornos de la alimentación.

Estos trastornos podrían afectar a diferentes personas en varias formas con respecto a la hipoglucemia. El tratamiento de la causa primaria, en lugar de la hipoglucemia como tal, por lo general elimina o reduce el riesgo de ataques.

Eventos dentro del cuerpo durante la hipoglucemia

Al bajar la concentración de glucosa durante la hipoglucemia, el cuerpo responde activando una secuencia de hormonas contra reguladoras para tratar de invertir la disminución. Las hormonas se secretan en una secuencia particular, es decir, glucagón (de las células alfa pancreáticas), adrenalina y noradrenalina (secretadas por un área de las glándulas suprarrenales llamada la médula, cuya función normal es preparar al cuerpo para "temer", "huir" o "pelear"), cortisol (liberado por la corteza de las glándulas suprarrenales y que participa en el metabolismo de la glucosa y las respuestas a la tensión) y la hormona del crecimiento (de la glándula pituitaria). Glucagón, adrenalina y noradrenalina estimulan los procesos de glucogenolisis y gluconeogénesis (*ver* el capítulo 1, ANTECEDENTES DE LA DIABETES) que resulta en la producción y liberación de glucosa del hígado. El cortisol y la hormona del crecimiento están menos relacionados con la hipoglucemia aguda, pero son importantes en la restauración posterior de la concentración de glucosa. Sin embargo, cuando se daña la secreción de estas hormonas por cualquier razón, como en los trastornos de la glándula pituitaria (esta glándula controla la producción suprarrenal del cortisol) y la enfermedad de Addison, que afecta a las glándulas suprarrenales mismas, es probable que ocurra la hipoglucemia. La enfermedad de Addison puede ser en sí una característica que cause complicaciones en la diabetes tipo 1.

Cuando se necesita insulina o SULFONILUREAS para tratar la diabetes, a menudo las respuestas hormonales contra reguladoras son inadecuadas para impedir la hipoglucemia.

Grados clínicos de hipoglucemia y síntomas

En términos médicos clínicos, se reconocen cuatro grados de hipoglucemia:

Grado 1: su existencia se puede detectar con medios bioquímicos pero no produce síntomas.

Grado 2: sólo produce síntomas leves y lo puede tratar con facilidad la persona afectada.

Grado 3: produce síntomas más severos y requiere la ayuda de otra persona.

Grado 4: muy severa, produciendo inconsciencia, coma y convulsiones, y requiere tratamiento de emergencia en hospital.

En la práctica, a las personas que experimentan hipoglucemia, o que se considera que corren el riesgo, se les da asesoría sobre cómo tratar las tres categorías designadas como leve, moderada y severa. El tratamiento para ellas se describe más adelante.

Los síntomas de hipoglucemia se pueden atribuir a dos causas principales: participación del sistema nervioso autónomo (la parte del sistema nervioso que no está bajo el control consciente) y la liberación de hormonas de la glándula suprarrenal, que produce síntomas de "temor", "huir" o "luchar". Los típicos son: ansiedad, temblores, sudoración, estremecimientos, palidez, palpitaciones y aumento del ritmo cardiaco, y mareo. Se les llama síntomas neuroglucopénicos. El cerebro se ve afectado muy pronto por el suministro energético inadecuado, ya que la concentración de glucosa en sangre cae durante la hipoglucemia, produciendo la segunda categoría de síntomas neuroglucopénicos, entre los que están: incapacidad para concentrarse, confusión, conducta irracional, agresiva o desacostumbrada, trastornos del habla, negarse a cooperar, mareo y pérdida de la conciencia al final. Si no se proporciona un tratamiento, existe el riesgo de convulsiones y daño cerebral permanente o, en casos extremos, la muerte. Un tercer grupo de síntomas, que no pertenecen directamente a cualquier categoría pero que se experimentan con frecuencia, son: hambre, trastornos de la visión, dolor de cabeza pasajero y una sensación de debilidad.

En condiciones experimentales de hipoglucemia inducida, los síndromes adrenérgicos se producen primero a una concentración más elevada de glucosa en sangre mientras que los neuroglucopénicos empiezan conforme la concentración sigue descendiendo. Muchas personas aprenden a reconocer los síntomas adrenérgicos como una señal temprana de hipoglucemia y pueden actuar para rectificar la situación. Sin embargo, existen circunstancias (*ver* más adelante) en que no es así, y en cualquier caso hipoglucémico particular podrían no estar presentes todos los síntomas, o pueden aparecer al mismo tiempo que los adrenérgicos, de manera que la situación no siempre es clara.

Consejos y tratamiento para hipoglucemia

Familia y amigos, además de la persona afectada, necesitan aprender a reconocer la hipoglucemia y qué acción realizar, y esto forma una parte importante de la educación sobre la diabetes. Una persona que puede tener hipoglucemia siempre debería llevar consigo alguna forma de azúcar fácil de absorber, como tabletas de glucosa, terrones de azúcar, dulces, miel, chocolate o una bebida dulce. Actuar en una de las primeras etapas restaura rápidamente a la normalidad a la persona y evita la aparición de más síntomas.

Hipoglucemia leve

Los síntomas que se experimentan con mayor frecuencia son los adrenérgicos o los que están en la categoría no específica. El tratamiento es sólo tomar una pequeña cantidad (10 g) de glucosa de absorción rápida, como cuatro tabletas de glucosa o dulces, dos cucharadas de miel o una pequeña bebida dulce. Es preciso que la persona afectada se siente por cinco minutos para que se calme, y cuando se sienta mejor, coma un bocadillo que contenga carbohidratos (por ejemplo, un emparedado o fruta), o tomar la siguiente comida, si ya es hora. Esto es para impedir que se repita la hipoglucemia. Podría ser oportuno verificar la concentración de glucosa en sangre después de comer para asegurar que está volviendo a una concentración segura y la siguiente dosis de insulina se deberá dar como es lo normal. Si surgen síntomas mientras se conduce (o se opera maquinaria), encuentre un lugar seguro para estacionarse y detenga el auto. Saque las llaves del encendido y pase al asiento del pasajero. No comience a manejar de nuevo hasta que se recupere.

Hipoglucemia moderada

Afecta la función cerebral y los síntomas típicos son confusión, irritabilidad y conducta extraña o agresiva, que a veces se confunde con borrachera. La persona afectada requiere ayuda de otros pero quizá la rechace. El tratamiento más efectivo, mientras la persona esté consciente, es persuadirla a tomar algo de azúcar en forma líquida. Un gel de glucosa espesa se puede obtener en las clínicas de diabetes y se puede poner un chorrito en su boca. Por otro lado, miel, melaza, una bebida dulce o azúcar disuelta en agua caliente son alternativas igual de apropiadas. Se debe poner a cucharadas en la boca de la persona e incluso si se resiste a tragar, parte se absorberá por la membrana que recubre la boca y esto mejorará los síntomas. Una vez hecho esto, por lo general la persona se vuelve más cooperativa y entonces aceptará un poco más. Cuando se sienta mejor, podrá ingerir un bocadillo que contenga carbohidratos o una comida, como para la hipoglucemia leve. Se aconseja vigilar la concentración de glucosa en sangre por un tiempo, después de la recuperación.

Hipoglucemia grave (en diabetes tipo 1 y diabetes tipo 2 tratada con insulina)

Esta etapa se caracteriza por inconsciencia y es obvio que la persona necesita ayuda externa con el fin de recuperarse. El tratamiento estándar es una inyección de glucagón bajo la piel, ya que ésta es la hormona que estimula la liberación de glucosa por parte del hígado (ver el capítulo 1, ANTECEDENTES DE LA DIABETES). El glucagón se proporciona en un estuche fácil de manejar, que contiene instrucciones simples y claras y se obtiene en las clínicas de diabetes. Por lo general, se muestra a un miembro de la familia cómo utilizarlo como parte de la educación general sobre diabetes que ofrece la clínica, pero cualquiera puede administrar la inyección en una emergencia. Una vez que la persona recupera la conciencia, se le debe dar una pequeña cantidad de glucosa fácil de absorber por vía oral, seguida por un bocadillo o comida que contenga carbohidratos en cuanto se recupere lo suficiente para poder comer. Se debe vigilar la concentración de glucosa en sangre durante el periodo de recuperación y la persona puede sentir la necesidad de descansar lo que quede del día. Si la inyección de glucagón no funciona (y puede necesitar hasta 15 minutos para tener un efecto) y sigue inconsciente, o si existe otra causa de preocupación, se debería pedir ayuda médica de emergencia.

Hipoglucemia grave inducida por sulfonilurea (en diabetes tipo 2)

Ésta es una emergencia médica que requiere de tratamiento especializado en un hospital. En los pacientes tratados con sulfonilurea, es común la repetición de la hipoglucemia después de la recuperación inicial y, por lo tanto, se debe vigilar de cerca a la persona. Se trata principalmente con dextrosa, que se proporciona por infusión intravenosa y que se puede necesitar por varios días. El glucagón no es un tratamiento apropiado para la hipoglucemia inducida por sulfonilurea ya que uno de sus efectos es estimular la liberación de insulina, que es probable que empeore la situación. Aunque poco común, este tipo de hipoglucemia es grave y particularmente preocupante si ocurre en personas de edad avanzada.

Hipoglucemia nocturna

Es muy común la hipoglucemia que tiene lugar durante el sueño en la diabetes tipo 1 y a menudo no produce síntomas. Es de preocupación en particular para los padres cuando ocurre en niños pequeños que pueden correr el riesgo de daño de la función cerebral si los ataques son frecuentes. Por esta razón, se da a los padres indicaciones especiales y detalladas para reducir los riesgos y sobre la acción apropiada a realizar. En adultos, la hipoglucemia nocturna a veces produce síntomas de sudoración nocturna o la persona puede tener dolor de cabeza al despertar. Es aconsejable llevar a cabo una VIGILANCIA DE LA GLUCOSA EN SANGRE EN CASA entre las 2 y 3 a. m. por unas cuantas noches (de acuerdo con la recomendación clínica), si se sospecha que se está presentando hipoglucemia nocturna. Por lo general, es necesario alterar la dosis de insulina de la noche, y la investigación reciente sugiere que es la dosis de insulina clara de corta acción la que es más crítica en la hipoglucemia nocturna. Además, a menudo es necesario comer un bocadillo que contenga carbohidratos antes de ir a la cama. Es muy importante tener extremo cuidado con el consumo de alcohol, en particular si la hipoglucemia nocturna es un problema. Incluso una cantidad modesta de alcohol (que por lo general no se consideraría excesiva) puede causar problemas en personas susceptibles y la hipoglucemia relacionada con el alcohol puede suceder muchas horas después de que se consumieron las bebidas.

Se piensa que la hipoglucemia nocturna recurrente y sin reconocer podría contribuir significativamente al problema de INCONCIENCIA HIPOGLUCÉMICA (ver más adelante). Además, es más probable que la hipoglucemia se presente de noche ya que las respuestas fisiológicas normales a la reducción de las concentraciones de glucosa en sangre se reducen durante ciertas etapas (de onda lenta) del sueño.

Factores que afectan la hipoglucemia

Existen varios factores, muy interrelacionados con el tratamiento necesario de la diabetes con insulina, que pueden afectar la hipoglucemia.

Efecto de hipoglucemia recurrente e inconciencia hipoglucémica

Es probable que tanto la terapia de insulina por más de cinco años como la diabetes de por vida en sí, causen a la larga respuestas hormonales contra reguladoras defectuosas a la hipoglucemia, en especial las relacionadas con el glucagón. El funcionamiento cerebral normal depende críticamente de un buen suministro de glucosa de la circulación en todo momento. La glucosa se transporta al cerebro mediante proteínas transportadoras especializadas llamadas GLUT 1. Se ha descubierto que la hipoglucemia previa y recurrente (como la hipoglucemia nocturna) altera la velocidad con que esto sucede durante los ataques posteriores. Existe un aumento en la velocidad de transferencia de glucosa al cerebro durante los episodios posteriores de hipoglucemia, lo cual es una respuesta adaptativa. El efecto de las respuestas hormonales defectuosas y los cambios adaptativos en la transferencia de glucosa al cerebro puede ser la pérdida o la disminución de la conciencia de los síntomas hipoglucémicos. A esto se le conoce como inconsciencia hipoglucémica. Cuando se presenta, la persona se da cuenta de los síntomas sólo si hay concentraciones más bajas de glucosa en sangre o puede no notarlos de manera alguna. En consecuencia, hay mucho menos tiempo para las acciones de restauración y es mucho mayor el riesgo de pérdida de la conciencia y de que se presente un ataque severo. Es la situación que surge con mayor frecuencia en la diabetes tipo 1 de tratamiento intensivo y control rígido. Con mucha frecuencia, la conciencia de los síntomas de advertencia se puede restaurar volviendo a un régimen de tratamiento menos intensivo en que la glucosa en sangre se mantiene a una concentración más elevada.

Efecto del tipo y especie de insulina

En Inglaterra, se ha discutido mucho sobre si tipos particulares de insulina podrían causar la inconciencia hipoglucémica. Esto surgió porque unas cuantas personas informaron de una disminución de la conciencia cuando cambiaron de la insulina animal a la humana. Aunque no existe evidencia científica de cualquier problema con la insulina humana en este sentido, se sabe que los individuos pueden reaccionar de diferente manera a un tipo particular de insulina, y que se podrían necesitar modificaciones en la dosis si se cambia de un tipo a otro. El personal clínico de diabetes siempre está listo para escuchar las preocupaciones de la gente respecto a la insulina y con gusto suministrarán un tipo en particular o sugerirán un cambio si les parece benéfico.

Prevención de la hipoglucemia

Durante el curso del tratamiento de una vida con insulina (o SULFONILUREAS), es difícil impedir del todo los episodios ocasionales de hipoglucemia. Sin embargo, existen medidas que se pueden tomar para reducir al mínimo el riesgo. Algunos ya se han mencionado antes, pero se les puede resumir como sigue:

- Tome las dosis de insulina en los momentos recomendados por su equipo de cuidados clínicos de la diabetes.
- Ingiera las comidas y bocadillos a tiempo, de nuevo de acuerdo a las indicaciones clínicas.
- Vigile la concentración de glucosa en sangre con regularidad para verificar los efectos de cada dosis de insulina y asegurar que las inyecciones se ajusten al consumo de alimento.
- Siempre lleve consigo un suministro de glucosa.
- Sea consciente de los posibles efectos de cambiar el sitio de la inyección en la velocidad de la absorción de insulina; en la clínica de diabetes se dan recomendaciones al respecto.
- Siempre tome un bocadillo o comida antes de conducir. En viajes más largos, verifique su glucosa en sangre antes y durante el periodo de viaje. Haga paradas con regularidad para tomar alimento y descanso. Si experimenta señales de advertencia de una hipoglucemia, detenga el auto en un lugar seguro, apague el motor, retire las llaves del encendido y pase al asiento del pasajero para tomar glucosa.
- Lleve una identificación de diabetes con usted en todo momento de manera que se pueda reconocer su condición, si tiene una hipoglucemia.
- Informe a familia, amigos, compañeros de trabajo y demás respecto a la posibilidad de hipoglucemia. Explique lo que necesitan hacer para ayudarle, si resulta ser necesario.
- Sea consciente de los efectos del EJERCICIO, ajuste la dosis de insulina e ingiera un bocadillo que contenga carbohidratos antes de comenzar, de acuerdo con los consejos clínicos. Si el ejercicio no fue planeado, ingiera unos cuantos carbohidratos extra.
- Tome más precauciones cuando viaje y cruce husos horarios (*ver* el capítulo 11).

Capítulo **7**

COMPLICACIONES METABÓLICAS AGUDAS DE LA DIABETES

Gran cantidad de complicaciones bien reconocidas se asocian con la diabetes y se les puede agrupar en dos categorías principales. La primera categoría de complicaciones metabólicas agudas, aunque relativamente poco común, tiene que ver con emergencias médicas que amenazan la vida y que requieren admisión inmediata en hospital para tratamiento intensivo. A veces pueden resultar fatales. Existen dos enfermedades en esta categoría: la cetoacidosis diabética y el síndrome hiperosmolar. La segunda categoría de complicaciones bien reconocidas que se asocian con la diabetes consisten en las COMPLICACIONES A LARGO PLAZO y se discuten en los capítulos 8 y 9.

Cetoacidosis diabética

Es una enfermedad metabólica severa en que se presenta una hiperglucemia fuerte y concentraciones muy elevadas de cetonas en la sangre, lo que conduce a acidosis metabólica. Esto significa que la acidez de la sangre y los fluidos de los tejidos se eleva a una concentración anormalmente alta, debido a una falla de la regulación metabólica, causando graves trastornos fisiológicos dentro del cuerpo. Se han sugerido las siguientes definiciones médicas de la cetoacidosis diabética:

> "Diabetes severa y sin controlar que requiere tratamiento de emergencia con insulina y fluidos intravenosos, con una

concentración corporal de cetonas en sangre de más de 5 mmol/l". (Alberti, 1974)

***

"Una concentración de plasma capilar o arterial de bicarbonato de menos de 15 mmol/l". (Krentz y Nattress, 1977)

***

Una reacción urinaria de ketostix de ++ o mayor. (En la mayoría de los departamentos de Accidentes y Emergencias, las cetonas en las orina se miden empleando tiras medidoras como ketostix. *Ver* el capítulo 5, PRUEBAS EN LA ORINA DE CETONAS.)

Por lo general, la cetoacidosis diabética se desarrolla rápidamente durante un periodo de unos cuantos días y produce varios síntomas y signos clínicos. Entre ellos están:
- sed y orina excesivos (poliuria)
- producción de grandes cantidades de orina en la noche (nocturna)
- pérdida de peso rápida (debida a deshidratación y falla metabólica)
- náusea y vómito
- debilidad muscular y calambres, en especial en las piernas
- enrojecimiento de la cara
- dolor abdominal, profundo
- respiración rápida (conocida como respiración Kussmaul, causada por acidosis)
- mareo y, a la larga, coma.

Con mucha frecuencia, las personas con cetoacidosis diabética son admitidas en el hospital con vómito persistente como el síntoma más visible, en el primer caso. Conforme empeora la acidosis, hay un efecto en el corazón y la circulación, y las personas con cetoacidosis diabética severa pueden tener ritmo cardiaco rápido, arritmias e hipotensión (presión sanguínea muy baja), además de los síntomas que se dieron antes. El tratamiento implica un manejo habilidoso en una unidad de cuidados intensivos y vigilancia constante y cuidadosa de la condición de la persona. La meta es corregir los desequilibrios fisiológicos que acompañan a la deshidratación, la pérdida de electrolitos y la hiperglucemia, e implica rehidratación con fluidos, electrolitos e insulina, todos administrados de manera intravenosa. Conforme mejora la persona, se administra la insulina de manera subcutánea y se le animará a comer con normalidad, en cuanto esté lo bastante bien para hacerlo.

Por desgracia, pueden acompañar a la cetoacidosis diabética complicaciones agudas y severas que en ocasiones pueden resultar fatales, incluyendo edema cerebral (fluido en el cerebro), lo cual es más probable que ocurra en niños, síndrome de dificultad respiratoria en adultos, tromboembolismo (trombosis, apoplejía) y en casos raros aumento de la coagulación y viscosidad de la sangre (conocida como coagulación intravascular diseminada). También, aunque en raras ocasiones, se pueden presentar infecciones de hongos oportunistas en vías y senos nasales, y en el cerebro... enfermedad llamada mucormicosis rinocerebral.

Es más probable que la cetoacidosis diabética afecte a personas con diabetes tipo 1, pero puede, en casos poco comunes, atacar a quienes tienen el síndrome tipo 2. La tasa de mortalidad promedio general en la cetoacidosis diabética es de alrededor de 5 por ciento de las personas que afecta, y en algunos casos se encuentra una causa identificable que la precipita. Los factores precipitantes más comunes para la cetoacidosis diabética son:

- Infección (la causa más probable), lo que enfatiza la importancia de continuar administrando dosis de insulina durante momentos de enfermedad.

- Mal manejo de la diabetes (relacionado con lo anterior) por parte de la persona en sí o, lo que es menos común, por parte de profesionales de la salud. En la mayoría de los casos, el mal manejo es no administrar insulina.
- Diabetes sin diagnosticar antes (alrededor de 10 por ciento de las personas que presentan cetoacidosis diabética no se han diagnosticado como con diabetes).
- Sin causa identificable obvia.

Aunque la cetoacidosis diabética es una enfermedad severa, es relativamente rara y los riesgos individuales se pueden reducir mediante seguir con cuidado un buen manejo de la diabetes.

Síndrome hiperosmolar no cetónico

El síndrome hiperosmolar no cetónico tiene algunas similitudes con la cetoacidosis diabética, pero existen también diferencias significativas: en su desarrollo, personas afectadas, fisiología, síntomas y tasa de mortalidad. Por lo regular, se desarrolla durante un periodo de varias semanas, en lugar de días que es el caso normal de la cetoacidosis diabética. Se caracteriza por concentraciones muy altas de glucosa en sangre, generalmente de más de 50 mmol/l y a menudo más de 60 mmol/l. En la cetoacidosis diabética la hiperglucemia no es tan alta y la concentración de glucosa en sangre es por lo normal de menos de 40 mmol/l. En el síndrome hiperosmolar no cetónico no hay cetosis o acidosis, cetonuria o hipercetonemia. Las cetonas están ausentes de sangre y orina o sólo están presentes en una concentración mínima. Está en total contraste con la situación en la cetoacidosis diabética. En el síndrome hiperosmolar no cetónico se encuentra una concentración elevada de bicarbonato en el plasma sanguíneo, por lo general superando los 18 mmol/l (osmolaridad del plasma), mientras que en la cetoacidosis diabética la concentración generalmente está por debajo de 15 mmol/l. El síndrome hiperosmolar no cetónico produce una deshidratación profunda, sed intensa, poliuria, aletargamiento y al final pérdida de la conciencia, señales similares a las de cetoacidosis diabética. La persona con síndrome hiperosmolar no cetónico a menudo responde a su intensa sed bebiendo grandes cantidades de bebidas gaseosas dulces que sólo empeoran la situación ya que contribuyen a la hiperglucemia y deshidratación. El síndrome no produce síntomas de vómito o respiración anormal de Kussmaul, pero las personas que afecta a menudo llegan a un hospital en un estado inconsciente como emergencias médicas.

El síndrome hiperosmolar no cetónico ocurre con menos frecuencia que la cetoacidosis diabética y por lo general afecta a personas con diabetes tipo 2. Es más frecuente encontrarlo en personas maduras o de edad avanzada, y en 60 por ciento de los casos ocurre en personas a las que antes no se había diagnosticado diabetes. La tasa de mortalidad, en 30 por ciento, es mucho más alta que en la cetoacidosis diabética y la muerte a menudo es resultado de complicaciones tromboembólicas como una embolia pulmonar o apoplejía. Como con la cetoacidosis diabética, existen varias causas precipitantes bien reconocidas. Entre ellas está infección, tratamiento con ciertos medicamentos antihipertensivos (empleados para reducir la presión sanguínea alta, en especial los diuréticos de tiazida) y un alto consumo de bebidas dulces (comprensible entre quienes no saben que tienen diabetes).

Como con la cetoacidosis diabética, una persona con síndrome hiperosmolar no cetónico requiere tratamiento especializado y vigilancia en hospital en una unidad de cuidados intensivos. La enfermedad se maneja de manera similar a la cetoacidosis diabética invirtiendo la deshidratación y la pérdida de electrolitos e iniciando el tratamiento con insulina, todo mediante una infusión intravenosa. Una vez que la persona se ha recuperado y puede comer, por lo regular se administra la insulina mediante inyección subcutánea. Al final, la mayoría de las personas que se recuperan del síndrome pueden transferirse a los MEDICAMENTOS ANTIDIABÉTICOS ORALES para manejar su diabetes. Después de la recuperación, se intenta descubrir la causa fundamental de manera que se pueda evitar una repetición en el futuro.

Acidosis láctica

Es otra complicación aguda poco común que puede surgir en la diabetes como resultado de una falla del metabolismo del lactato. Se le asoció en particular con el uso de cierto tipo de biguanida (*ver* el capítulo 3, MEDICAMENTOS ANTIDIABÉTICOS ORALES) llamada fenformina, pero se ha vuelto en extremo rara desde que se retiró este medicamento. Su incidencia en la actualidad se confina a quienes se trata con metformina y casi todos los afectados tienen daño renal sin diagnosticar y, de hecho, no son candidatos para la terapia de biguanidas.

Capítulo **8**

COMPLICACIONES CRÓNICAS A LARGO PLAZO: ENFERMEDADES MICROVASCULARES

La segunda categoría de complicaciones bien reconocidas que se asocian con la diabetes son las complicaciones a más largo plazo que se pueden dividir en dos subgrupos: enfermedades microvasculares y macrovasculares. Tienden a presentarse en un periodo extenso y pueden ser severas, causar invalidez y muerte prematura. Un buen cuidado y manejo de la diabetes, además de buena salud, puede reducir los riesgos.

La diabetes tipo 1 y tipo 2 se asocian con la presencia de complicaciones de tejidos y órganos que surgen como resultado de alteración y daño insidiosos a largo plazo de la circulación microvascular (vasos sanguíneos pequeños) y macrovascular (vasos sanguíneos grandes). Las complicaciones macrovasculares se abordarán en el próximo capítulo.

Las complicaciones microvasculares son causadas por altas concentraciones intracelulares (entre células) de glucosa que alteran ciertas reacciones bioquímicas, causando en última instancia cambios en las paredes de los vasos sanguíneos pequeños, haciéndolos débiles y con "filtraciones". La alteración estructural de las proteínas por entrecruzamiento también puede contribuir a este daño (*ver* el capítulo 5, VIGI-

LANCIA CLÍNICA DE LA CONCENTRACIÓN DE GLUCOSA EN SANGRE). Las complicaciones microvasculares afectan ojos (RETINOPATÍA y enfermedades que surgen de ella), riñones (NEFROPATÍA) y nervios (NEUROPATÍA, por ejemplo, ENFERMEDAD DE PIE DIABÉTICO).

Retinopatía (daño que afecta los ojos)

La retinopatía diabética es una enfermedad degenerativa que afecta los capilares (los vasos sanguíneos más delgados) de la retina del ojo. (La retina es la capa que recubre la parte posterior del ojo en donde se forma la "imagen visual".) La retinopatía es la forma más común de enfermedad ocular en la diabetes y es la causa más común de ceguera parcial o completa en los países occidentales. Es más probable que las cataratas y el glaucoma primario (es decir, el glaucoma que se presenta independientemente) ocurran en personas con diabetes. Una forma de glaucoma secundario también puede ocurrir como resultado de la enfermedad de ojo diabético avanzado (una etapa avanzada de retinopatía).

En esencia, el daño a los capilares, que se desarrolla durante un largo periodo, causa que estos diminutos vasos sanguíneos se agranden, tengan fugas y luego proliferen. Crecen nuevos capilares de forma desordenada en un intento de compensar y reemplazar a los que se han dañado, y esto, por sí mismo, causa más trastorno a la visión. La retinopatía tiene lugar en la diabetes tipo 1 y tipo 2, pero avanza de manera distinta en cada forma. Cada tipo de diabetes conlleva un riesgo mayor de una etapa diferente en la retinopatía que el otro. Sin embargo, para ambos tipos de diabetes, se sabe que dos factores son importantes en relación con la retinopatía, y son: cuánto tiempo ha tenido diabetes la persona y el nivel de control glucémico. Otros factores de riesgo, tanto para la incidencia como para el avance, son: la HIPERTENSIÓN (de especial importancia) y, tal vez, la edad del diagnóstico de diabetes. También es significativa la proteinuria (proteínas en la orina), la cantidad requerida de insulina y la duración del tratamiento. El origen étnico podría ser un factor y algunos estudios han mostrado que la retinopatía es más probable de ocurrir en grupos raciales particulares.

Se sabe que un buen control glucémico, y en especial el "riguroso", reduce la incidencia y el avance de la retinopatía. Sin embargo, es paradójico que en la diabetes tipo 1 puede ser un deterioro inicial y transitorio en la retinopatía preexistente. Otras armas en la lucha contra la retinopatía son un examen especializado con regularidad (examen de la retina del ojo) y, cuando se puede, terapia de láser para tratar la enfermedad. Éstos se discuten en detalle más adelante. No se puede exagerar en la importancia de las pruebas regulares de los ojos para todos los que tienen diabetes, en especial a la luz del hecho de que la retinopatía, por lo general, no causa síntomas hasta que el daño está hecho y la enfermedad está muy avanzada. Existen varias etapas reconocidas de retinopatía.

Retinopatía de fondo

Ésta es la primera etapa de la enfermedad en que hay daño inicial en los vasos sanguíneos, causando que se agranden y tengan fugas de fluidos y depósitos en la retina. Cuando se examina la retina, puede haber evidencia de depósitos cerosos, diminutas hemorragias o aneurismas o una mancha retinal, pero esta etapa no produce síntomas. Si se descubre la retinopatía de fondo, por lo general se vigila a la persona estrechamente con pruebas adicionales y regulares del ojo. Examinar el nivel de control glucémico e intensificar la terapia de insulina podría ser una respuesta adecuada. Además, se podría recomendar un examen físico completo con el fin de identificar otros posibles problemas, en particular presión sanguínea alta y evidencia de NEFROPATÍA.

Retinopatía preproliferativa

Ésta es una etapa más avanzada, pero aún no produce síntomas. Es probable que el examen del ojo revele múltiples hemorragias pequeñas y manchas "de algodón", junto con otras anormalidades, pero no hay formación de nuevos vasos sanguíneos. Hay un alto riesgo de pasar a la siguiente etapa de retinopatía proliferativa y en consecuencia lo normal sería anticiparse y canalizar a la persona con un oftalmólogo especialista. También se podría recomendar una revisión general de salud, incluyendo el control glucémico y examinar otras posibles complicaciones.

Retinopatía proliferativa

Se caracteriza por el crecimiento de nuevos vasos sanguíneos en respuesta a factores de crecimiento que liberan partes de la retina a los que se ha privado de su suministro normal de sangre, debido a daños previos. Estos nuevos vasos son muy frágiles y pueden tener sangrado hacia el humor vítreo (la capa como gelatina del ojo). Puede haber formación de tejido de cicatrización causando un desprendimiento de la retina, la aparición de "flotadores" (puntos que viajan por el campo de visión) o una pérdida repentina de la visión debido a una hemorragia más grande hacia el humor vítreo. La retinopatía proliferativa amenaza la vista en sí y ocurre con mayor frecuencia en personas con diabetes tipo 2. Cuando se descubre, le sigue una derivación inmediata a una clínica de oftalmología sin demora. Se valoran los ojos y se da a la persona tratamiento con láser para destruir selectivamente las partes de la retina que se han dañado. Esto detiene la respuesta para producir nuevos vasos, mientras que degeneran sin causar más daños los que ya se han formado. La terapia de láser conserva la vista pero no se puede restaurar lo que ya se ha perdido. Se podrían necesitar varias sesiones para quemar todas las áreas dañadas de la retina.

Enfermedad ocular diabética avanzada

Se caracteriza por el desprendimiento de la retina debido a la formación de tejido de cicatrización y al crecimiento de vasos sanguíneos nuevos y frágiles en el iris (el disco muscular que controla la cantidad de luz que entra al ojo por la pupila). También puede haber hemorragias en el humor vítreo y la persona puede notar flotadores que viajan por el ojo. A la nueva formación de vasos sanguíneos en el iris se le llama rubeosis iridis y podría interferir con el drenaje natural del ojo, causando glaucoma secundario que puede ser doloroso. Una persona en esta etapa de enfermedad ocular está en peligro de una pérdida importante o total de la vista en el ojo afectado y deberá estar recibiendo cuidados oftamológicos especializados. Se necesitará el tratamiento láser y tal vez otras microcirugías para eliminar las placas de tejido de cicatrización y volver a pegar partes de la retina.

Maculopatía

Esto es más común en personas con diabetes tipo 2 y se reconocen tres formas diferentes. La enfermedad se caracteriza por la fuga de fluidos de los capilares dañados que se acumulan en la pequeña área de la retina responsable de la visión central, llamada la mácula. Por lo general, el material que se fuga es duro y forma placas (maculopatía exudativa) o anillos con fluido en el centro (maculopatía edematosa). Hay una pérdida gradual de agudeza visual que conduce a un considerable deterioro en la capacidad de la persona para ver. Una vez más, se requiere una derivación rápida a un oftalmólogo y por lo general se necesita la intervención quirúrgica para conservar la vista. Si le acompaña HIPERTENSIÓN, se deben tomar medidas adicionales para reducirla.

Cataratas

Es cinco veces más probable que aparezcan cataratas en la gente con diabetes y también tienden a formarse a una edad más joven que en la población no diabética. Una forma rara de catarata "en copo de nieve" de avance rápido puede ocurrir en ocasiones en personas jóvenes con diabetes tipo 1. Por lo general, su aparición sigue a un periodo en que la glucemia se ha controlado mal. La mayoría de las veces, las cataratas se pueden tratar exitosamente con cirugía.

Glaucoma

También es mucho más probable que el glaucoma, como condición primaria, ocurra en personas con diabetes y podría surgir además como complicación secundaria (rubeosis iridis) de la ENFERMEDAD OCULAR DIABÉTICA AVANZADA. El glaucoma se caracteriza por presión intraocular (dentro del ojo) alta, causada por acumulación de fluido cuando se obstruye el drenaje normal. Es una enfermedad que amenaza la vista y que a menudo no produce síntomas pero que se puede descubrir mediante pruebas normales de los ojos. El tratamiento es mediante gotas y tabletas para reducir la producción del fluido responsable de que aumente la presión y tal vez cirugía para reabrir una salida de drenaje del ojo.

Neuropatía (daño nervioso)

La neuropatía significa daño a los nervios y los problemas que surgen como resultado de este daño; es la complicación más común de la diabetes. Puede afectar a un solo nervio o a grupos de nervios, y tiene numerosas manifestaciones clínicas. Los síntomas podrían ser pocos o estar ausentes, en especial en las primeras etapas, pero algunas formas de neuropatía causan daño severo y son muy incapacitantes. No se comprende del todo la causa de la neuropatía, pero se cree que dos y tal vez tres conjuntos de factores son importantes. En primer lugar, la hiperglucemia en la diabetes causa un aumento de la activación de una vía metabólica conocida como vía de polioles. Hay una acumulación de sorbitol y fructuosa (azúcares que se producen de la glucosa) dentro de los nervios, que interfieren con otras reacciones bioquímicas y dañan la habilidad para transmitir señales eléctricas. En segundo lugar, de nuevo como resultado de la hiperglucemia, se cree que el trastorno de las vías bioquímicas causa daño a los vasos sanguíneos que abastecen los nervios, tal vez privándolos de oxígeno y nutrientes y colaborando al daño que se observa en la neuropatía. En tercer lugar, otras enfermedades, que no están directamente relacionadas con la diabetes, podrían contribuir a la presencia de la neuropatía en algunas personas. Los estudios muestran que un control glucémico apropiado, y en particular el "rígido", puede reducir en gran medida la incidencia y avance de la neuropatía clínica (es decir, detectable) en la diabetes.

Los nervios sensorios transportan señales desde los órganos de los sentidos al cerebro y están involucrados en la percepción de los sentidos como tacto y dolor. Los nervios motores transportan señales del cerebro y la médula espinal a los músculos voluntarios que mueven extremidades y articulaciones. El sistema nervioso autónomo gobierna todas las funciones inconscientes e involuntarias del cuerpo, como el control de los órganos más importantes, como corazón, riñones, sistema gastrointestinal, vejiga, etc. La neuropatía puede afectar uno o más nervios que sean parte de todas estas áreas del sistema nervioso y esto puede ayudar a explicar por qué las manifestaciones pueden ser tan diversas. Así, pues, se han reconocido varias etapas en la aparición y avance de la neuropatía:

1. Cambios bioquímicos en los nervios, como la acumulación anormal de sorbitol. No producen síntomas.
2. Reducción de la habilidad de los nervios para conducir impulsos eléctricos de manera que se reduce la velocidad de conducción. Se puede descubrir mediante mediciones electrofisiológicas pero no causa síntomas.

3. Neuropatía clínica, que se puede diagnosticar empleando diversas pruebas, dependiendo del tipo (*ver* CLASIFICACIÓN DE LA NEUROPATÍA DIABÉTICA más adelante).
4. Complicaciones tardías o de etapa final en que existe un daño significativo a los nervios y trastorno de su función, afectando los tejidos a su alrededor. Entre los ejemplos están *úlceras, gangrena* y pie de Charcot o NEUROARTROPATÍA DE CHARCOT.

Clasificación de la neuropatía diabética

Como la neuropatía se manifiesta en una gama tan amplia de formas, se podría clasificar de maneras un poco distintas, algo que hacen incluso los médicos clínicos. Sin embargo, la siguiente clasificación clínica está en uso.

- Neuropatías localizadas o focales. Afectan nervios particulares: ejemplos son el síndrome de túnel carpal y parálisis de los nervios craneales. Estas condiciones también ocurren en personas que no tienen diabetes, pero son menos comunes.
- Polineuropatía simétrica distal o neuropatía 'en guante y calcetín'. Esta enfermedad es la forma más común de neuropatía diabética pero por lo general no produce síntomas en la primera etapa. Suele avanzar con la duración de la diabetes y se le puede asociar a otras complicaciones diabéticas. Es un factor importante en la enfermedad de pie diabético, pues afecta los nervios sensorios y simpáticos (autónomos). Los nervios motores también pueden exhibir anormalidades pero regularmente esto no produce síntomas.
- Neuropatía sensoria aguda, difusa, dolorosa. Es una forma poco común que es abrupta en su aparición y puede presentarse después del tratamiento inicial con insulina. No está relacionada con el tiempo en que la persona ha tenido

diabetes y no está vinculada con otras complicaciones diabéticas. Por lo general, mejora con el tiempo, aunque no siempre por completo.
- Neuropatías motoras. Son formas poco comunes de las que el mejor ejemplo es la amiotrofia de Garland (también una forma de mononeuropatía). Se desconoce la causa pero la recuperación puede tomar hasta un año y a veces es incompleta.
- Neuropatía autónoma. Ésta afecta los nervios del sistema nervioso autónomo, que controla muchos órganos y funciones del cuerpo. Estómago, intestino, vejiga, corazón y pene son los órganos más probables que afecte. La forma más común de este tipo de neuropatía es la disfunción eréctil en los hombres, que puede tener otras causas que contribuyan. Es de especial importancia para hombres de edad avanzada con diabetes saber que los problemas del desempeño sexual son comunes y se comprenden bien. El personal de cuidados clínicos está entrenado en esta área y existe ayuda efectiva para los hombres con este problema.
- Neuropatía difusa, de fibras pequeñas. Es una forma distintiva y poco común de neuropatía autónoma que ocurre con más frecuencia en mujeres jóvenes con diabetes tipo 1. Se asocia con iritis (inflamación del iris del ojo) y se cree que podría tener una causa autoinmune.

Estos diversos tipos de neuropatía se discuten a continuación con mayor detalle.

Neuropatías focales
Pueden afectar ciertos nervios craneales o periféricos y se piensa que la causa son lesiones en los vasos sanguíneos que a su vez pueden causar presión e inflamación en los nervios. El síndrome de túnel carpal afecta la muñeca y la mano y se debe a compresión del nervio medio dentro del espacio restringido por el que tiene que pasar. Los síntomas incluyen

"hormigueo", entumecimiento, cosquilleo, sensación de ardor dolor irradiante que involucra las partes altas del brazo. Otras neuropatías focales pueden afectar el codo (debido a compresión del nervio ulnar) o el pie (conocida como "pie caído") causado por presión en el nervio peroneal. A veces estas enfermedades se resuelven con el tiempo, pero el tratamiento, que consisten en inyecciones de ciertos medicamentos o descompresión quirúrgica del nervio afectado, podría ser necesario en casos severos.

Polineuropatía simétrica distal

Esta forma común de neuropatía afecta con mayor frecuencia los pies y piernas, pero en ocasiones, si está avanzada, también puede afectar las manos. Es una causa colaboradora importante para la enfermedad de pie diabético pero puede carecer de síntomas, en especial en las primeras etapas, aunque el trastorno es progresivo. Puede estar presente una gama de síntomas y signos clínicos:

- sensación de entumecimiento y de tener los pies fríos
- comezón, hormigueo o una sensación extraña en los pies que se ha igualado a caminar descalzo en piedras
- dolor, que puede ser de tipo persistente, ardoroso o punzante
- sensibilidad desagradable al contacto con ropa de vestir y de cama; enfermedad llamada alodinia
- dolores como de calambres en las piernas, tienen lugar en particular en la cama durante la noche
- pérdida de la habilidad de los pies para sudar
- pérdida de reflejos (del tobillo)
- inestabilidad al caminar debida a reducción en la sensación de la posición y el equilibrio
- hipotensión de la postura (descenso en la presión sanguínea al ponerse de pie)
- piel cálida y cuarteada
- dedos del pies en garra.

Existen dos formas principales de hacer frente a esta enfermedad: la prevención primaria y el tratamiento sintomático. La prevención primaria consiste en un control glucémico apropiado o riguroso que se ha demostrado conserva y protege el funcionamiento nervioso. En personas que ya tienen la enfermedad, un control apropiado podría ayudar a impedir que empeore pero los síntomas se tienen que tratar de manera individual. Se emplean diversos medicamentos para aliviar el dolor que pueden ayudar y también una crema, capsaicina (que contiene un alcaloide activo que se encuentra en el chile), es efectiva en algunas personas cuando se aplica a la piel. Ciertos antidepresivos tricíclicos bloquean al neurotransmisor noradrenalina, que libera el sistema nervioso simpático, y pueden ayudar a reducir el dolor, en especial cuando se combinan con otros medicamentos analgésicos.

Los anticonvulsivos, como carbamazepina, podrían ayudar a aliviar los dolores punzantes que algunas personas experimentan. La alodinia que se presenta durante la noche podría aliviarse usando un soporte de cama para levantar las sábanas en el área de las extremidades inferiores. Una alternativa es una película especial llamada opsite, que cuando se aplica a la piel actúa como barrera a los estímulos que causan el dolor, aunque no es efectiva para todos. Las personas afectadas por esta neuropatía necesitan tener cuidado en particular respecto al cuidado de los pies para evitar un deterioro en la enfermedad (ver ENFERMEDAD DE PIE DIABÉTICO, más adelante). Por último, la asesoría y el apoyo psicológico son en extremo importantes para esta penosa enfermedad, en especial darle la seguridad de que se puede ayudar con los síntomas dolorosos y que pueden abatirse naturalmente.

Neuropatía sensoria aguda, difusa, dolorosa

Por lo general, esta forma de neuropatía se resuelve con el tiempo y las personas afectadas necesitan la seguridad de que es probable que ocurra. Mientras tanto, se puede ofrecer alivio de los síntomas empleando diversos medicamentos y otros enfoques, como los descritos antes.

Neuropatías motoras

El ejemplo más conocido es la neuropatía diabética de Garland, mientras que otras formas, como la neuropatía truncal que afecta el abdomen, ocurren con mucha menor frecuencia. La amiotropía puede surgir en la diabetes tipo 1 y tipo 2, y la persona afectada por lo general es hombre y de 50 años de edad o más, con el síndrome tipo 2. El inicio de la condición es rápido, afectando el músculo cuadriceps de uno o ambos muslos. Causa dolor, debilidad y emaciación del músculo que aumenta con rapidez, afectando el caminar y la actividad normal. Hay una pérdida típica del reflejo normal de la rodilla. Otros síntomas son pérdida de peso, insomnio y depresión, lo que significa que el impacto psicológico de la amiotropía puede ser severo. La causa sigue siendo incierta, pero el dolor y, por lo general, otros síntomas, desaparecen después de alrededor de tres meses y la persona se recupera con lentitud. Sin embargo, la recuperación podría tomar más de un año y aunque puede haber emaciación muscular residual, generalmente no es lo bastante severa para causar debilidad continua. La reparación de la enfermedad es poco común. El tratamiento consiste en introducir un control glucémico apropiado o riguroso, alivio para el dolor, fisioterapia, y apoyo y cuidados psicológicos. Por encima de todo, se debe dar la seguridad a la persona afectada de que el resultado esperado es la recuperación, aunque ésta podría ser lenta.

Neuropatías autónomas

Se cree que 30 a 40 por ciento de las personas con diabetes, en particular las que han tenido la condición por largo tiempo, podrían tener signos de neuropatía autónoma, que es la forma que por lo general produce síntomas. Como se mencionó antes, la disfunción eréctil en los hombres es la manifestación más común y esto se discute más adelante, pero entre otros síntomas y signos están los siguientes:

Sudoración gustativa
Ocurre al comer y en casos raros puede ser abundante y capaz de empapar. Es un síntoma común y parece activarse en especial al ingerir alimentos muy condimentados como el queso. Por desgracia, hace falta un tratamiento efectivo. Se han probado los medicamentos anticolinérgicos, pero no son satisfactorios ya que podrían producir efectos secundarios que son más desagradables que la sudoración.

Diarrea
Por fortuna, la diarrea es un síntoma poco común e intermitente de la neuropatía autónoma. Por lo general, ocurre intercalada con periodos de hábito intestinal normal o incluso estreñimiento. Podría ocurrir en la noche y puede causar cierto nivel de incontinencia y, por lo tanto, es muy penoso para la persona afectada. Quien sufre de diarrea recurrente necesitará someterse a pruebas e investigación para descartar otras causas, como enfermedades inflamatorias del intestino. Si la causa es la neuropatía autónoma, se cree que el trastorno de los movimientos normales del intestino por el daño nervioso permite el crecimiento excesivo de bacterias intestinales y que es esto lo que es responsable de los ataques intermitentes de diarrea. Si la causa es bacteriana, a menudo se logra una respuesta apropiada mediante antibióticos. Se pueden conseguir medicamentos efectivos para controlar la diarrea, como el fosfato de codeína.

Gastroparesis
Éste es otro síntoma por suerte poco común, que se caracteriza por ataques de vómito severo y regurgitación del alimento.

También puede haber náusea, hinchazón, dolor y pérdida de peso, y si es grave, podría necesitarse tratamiento en hospital. La gastroparesis tiene lugar cuando está afectado el nervio vago, que controla el vaciado del estómago, y el problema requiere una cuidadosa evaluación y el tratamiento. Podría ser necesario en primer lugar proporcionar fluidos intravenosos y a veces nutrición mediante tubo nasogástrico a las personas afectadas gravemente. Una vez que se han estabilizado los síntomas iniciales, se iniciará un control glucémico apropiado y es probable que se necesiten diversos tratamientos con medicamentos.

Disfunción de la vejiga
Esto ocurre cuando la neuropatía afecta los nervios sacrales y el síntoma más común es una reducción de la habilidad para orinar. Sin embargo, la disfunción neuropática de la vejiga es relativamente rara. El vaciado incompleto de la vejiga conduce a un riesgo más elevado de infección. Los síntomas son una sensación de que la vejiga está llena incluso después de orinar, un chorro de orina deficiente y diversos grados de incontinencia. Es probable que los hombres con esta enfermedad sean impotentes. Podrían ser necesarios métodos mecánicos de vaciado de la vejiga, tal vez incluyendo el uso de un catéter, y las infecciones se tratan con antibióticos. La impotencia también se puede tratar con diversos métodos.

Hipotensión de la postura
La hipotensión de la postura es tener presión sanguínea baja al levantarse de una posición inclinada y por lo general es peor en la noche. Los síntomas son mareo, sensación de debilidad y desmayo, y la enfermedad requiere evaluación cuidadosa y tratamiento con diversos medicamentos. También podría ser útil levantar el extremo de la cabeza de la cama y usar medias elásticas de apoyo.

Paro cardiaco y respiratorio

Puede ocurrir paro cardiaco y respiratorio como resultado de daño de nervios autónomos que afecta el corazón. Hay un riesgo mayor de ataque cardiaco, en especial después de una cirugía, si la condición no se ha detectado. Por esta razón, se vigila con mucho cuidado antes, durante y después de la operación a las personas con diabetes que necesitan cirugía programada. Es especialmente riguroso el cuidado para quienes podrían tener el riesgo, como a las personas que se les descubren anormalidades del ritmo cardiaco. Se piensa que el daño neuropático del nervio autónomo del corazón podría ser responsable del raro suceso de muerte repentina en personas jóvenes con diabetes tipo 1.

Disfunción eréctil e impotencia

Disfunción eréctil significa incapacidad para tener una erección por un periodo lo bastante prolongado para llevar a cabo el acto sexual. También se le puede llamar impotencia y podría estar acompañada por la incapacidad para lograr el orgasmo y la eyaculación. La disfunción eréctil en alguna etapa de la vida como experiencia masculina casi universal, por lo general es un problema transitorio. Se vuelve cada vez más común al aumentar la edad y afecta en particular a quienes tienen diabetes. Se cree que podría afectar a 30 por ciento de los hombres con diabetes en general, elevándose a 55 por ciento y tal vez más en quienes tienen edades de más de 60 años. La disfunción eréctil puede tener varias causas que contribuyan, de las cuales se cree que la neuropatía autónoma es la más importante. Otras son las enfermedades vasculares periféricas, en particular la aterosclerosis o estrechamiento de las arterias que alimentan los órganos genitales. Un reducido suministro de sangre puede afectar la habilidad de lograr y mantener una erección así como diversos medicamentos pueden ser causas que contribuyan, en particular los hipertensivos (diuréticos con tiazida, bloqueadores beta) y otros. Generalmente son medicamentos que se pueden emplear para tratar enfermedades relacionadas con la diabetes y, por lo tanto, los hombres que también sufren de daño en los nervios autónomos pueden ser en particular vulnerables a la disfunción eréctil. Una gran variedad de factores psicológicos (ansiedad, tensión, depresión, problemas de relaciones) también tienen un efecto adverso. El alcohol y la drogadicción son otras bien conocidas causas que contribuyen. Con menor frecuencia, puede ser responsable un trastorno endócrino.

El personal de cuidado clínico de diabetes, y las enfermeras de la práctica en particular, se dan cuenta clara del problema común de la disfunción eréctil en hombres afectados por la diabetes. A muchos se les da entrenamiento especializado en esta área, abarcando todos los aspectos, lo que incluye animar a los pacientes de sexo masculino a hablar del problema. Por lo tanto, el hombre que informe sobre su problema siempre recibirá ayuda comprensiva y asesoría, junto con medidas prácticas para descubrir la causa y ofrecer un tratamiento efectivo. Podría necesitarse un examen físico completo, tal vez derivar a la persona con un especialista y una plática a fondo, la cual a menudo es de particular importancia, en especial si está involucrada la pareja del hombre, para aliviar la tensión y ansiedad que a menudo acompañan al problema. Con mucha frecuencia, la parte más difícil es empezar a hablar acerca de un problema sexual, pero una vez que la plática ha tenido lugar, la mayoría de las personas siente una gran sensación de alivio. Existen diversas formas en que se puede abordar el problema, dependiendo, ante todo, de si la causa primaria responde al tratamiento. Se recomienda mejorar el control glucémico y podría ayudar a algunas personas, al igual que cambiar los medicamentos que no son de diabetes si se les considera culpables. Si el problema es la reducción del suministro de sangre, los tratamientos con medicamentos o la cirugía pueden ayudar en algunos casos. Otros medicamentos, en particular el sidenafil (viagra) y artefactos mecánicos como una bomba de vacío están entre las otras opciones de tratamiento que están disponibles.

Neuropatía difusa de las fibras pequeñas

Es una forma distintiva y poco común de neuropatía que por lo general afecta a mujeres jóvenes con diabetes tipo 1. Hay daño severo de los nervios autónomos y NEUROARTROPATÍA DE CHARCOT (*ver* más adelante) y se cree que la causa es autoinmune. La persona pierde la sensación de dolor y temperatura en los pies o están muy reducidos. Sin embargo, se retiene la sensación de tacto y de vibración.

Enfermedad de pie diabético

La enfermedad de pie diabético implica tres elementos: neuropatía periférica (polineuropatía simétrica distal), enfermedad vascular periférica e infección. Por lo general, la neuropatía es el principal factor en la enfermedad de pie diabético, causando una pérdida de sensación y trastorno del modelo normal de nervios que abastecen los músculos del pie. Como consecuencia, se producen áreas locales de presión alta por los cambios sutiles en la anatomía interna del pie, aumentando el riesgo de formación de callos, en especial la "zona carnosa" bajo el dedo gordo del pie. El pie neuropático sigue estando caliente y es de color normal (ya que está intacto el suministro de sangre), aunque tiende a estar seco. El pie es muy susceptible a daños mecánicos debido a la pérdida de sensación, por ejemplo de objetos que se pisan sin notar, por basura en un zapato o por una escaldadura o quemadura sin notar. Otros signos clínicos son disminución de los reflejos y aunque el dolor a menudo está ausente, no siempre es así. Si está presente, el pie a menudo duele en particular durante la noche. Las personas con enfermedad de pie diabético neuropático corren el riesgo de tener ulceración en la planta del pie y, con menor frecuencia, ARTROPATÍA DE CHARCOT.

La enfermedad vascular periférica se relaciona con la enfermedad y el daño de los vasos sanguíneos que abastecen las áreas más externas del cuerpo, en este caso, los pies. Alrededor de la mitad de las personas con problemas de pie diabético tiene daño vascular periférico como causa que contribuye y se podría decir que tienen enfermedad del pie neuroisquémica. Los signos y síntomas clínicos de esto son algo diferentes a tener sólo la enfermedad neuropática del pie. Se retiene la sensación en el pie en mayor medida pero suele sentirse frío y verse pálido debido a un suministro inadecuado de sangre. Se retienen los reflejos pero los pulsos están ausentes, lo que de nuevo refleja el suministro inadecuado de sangre. Es menos probable que se formen callos, pero existe el riesgo de que aparezcan úlceras en los extremos del pie y en casos extremos, gangrena.

Las úlceras son una manifestación de la tercera causa que contribuye a la enfermedad del pie diabético, que es la infección. Las personas con pie diabético neuropático o neuroisquémico se encuentran en especial riesgo de contraer infección en los pies. En la práctica, los dos tipos de enfermedad de los pies se tratan y manejan de la misma manera. Sin embargo, la enfermedad vascular periférica puede ocurrir en ausencia de diabetes y los factores de riesgo conocidos para que suceda son: fumar, HIPERTENSIÓN y concentración elevada de colesterol en sangre. Todos ellos son de particular importancia en la diabetes y los riesgos se pueden reducir adoptando un estilo de vida y dieta que sean saludables y haciendo ejercicio con regularidad.

En general, la ulceración e infección de los pies son la razón más común para admisión en hospitales de personas con diabetes. Por desgracia, las personas con diabetes tienen una probabilidad de 10 a 15 veces mayor de someterse a amputación (de uno o más dedos de los pies o, en raras ocasiones, del pie completo), que la población no diabética. No obstante, se debe enfatizar que la amputación sólo se lleva a cabo en circunstancias extremas, cuando otros tratamientos han fallado y cuando existe el riesgo de no curarse y que se extienda la infección. Por ejemplo, la amputación podría ser necesaria si ocurren en repetidas ocasiones lesiones graves u osteomielitis (infección en el hueso) en el mismo sitio y no se cura ni responde al tratamiento con antibióticos, o si ha aparecido gangrena.

Como a menudo no se identifica la diabetes tipo 2 hasta una etapa muy avanzada, muchas personas ya corren el riesgo de tener complicaciones de pies para el momento del diagnóstico. Por esta razón, el personal de cuidados clínicos de diabetes pone un gran énfasis en un cuidado apropiado de los pies. Las personas con diabetes deberían recibir información e instrucciones sobre este tema, lo que incluye acceso a servicios especializados como podología, y pueden requerir zapatos especiales de ajuste individual. Los pies se examinan con regularidad durante las visitas clínicas de manera que se puedan identificar los problemas potenciales y se puedan poner en práctica medidas de protección y prevención. Existe amplia evidencia de que un buen cuidado puede impedir que ocurran problemas en los pies, incluso en los que corren el riesgo. Por ejemplo, la causa más común de ulceración es el uso de zapatos apretados o que se ajusten mal y es algo que se puede evitar por completo con un poco de cuidado extra.

Los consejos generales sobre el cuidado de los pies para personas con diabetes son los siguientes.

- Lavarse los pies todos los días con agua caliente que no supere los 37° C. (Es mejor emplear un termómetro para revisar la temperatura, en especial si está dañada la sensación térmica.) Emplear sólo jabón suave y no remojar los pies por más de 10 minutos.

- Secar los pies muy bien, en especial entre los dedos de los pies. Recortar las uñas a la forma del dedo, si se necesita, después de bañarse (pero seguir las instrucciones específicas que dé la clínica) cuando son más suaves y fáciles de cortar. Si la piel está muy seca, emplee una crema humectante recomendada por la clínica de diabetes.
- Inspeccione los pies con cuidado una vez al día, se necesita un espejo de mango largo para examinar las plantas de los pies. (Algunas personas podrían necesitar ayuda con esto.) Repare en cualquier cambio, sin importar lo ligero que sea, como un área de enrojecimiento que podría indicar una lesión o infección en su primera etapa. Busque ayuda de inmediato si cree que podría haber un problema. Callos, ampollas, etc., requieren atención especial y se deberían tratar de acuerdo a la asesoría clínica.
- Usar calcetines de algodón o lana que ajusten bien pero que no sean demasiado apretados.
- Nunca camine por la casa descalzo; use siempre pantuflas o zapatos.
- Revise el interior de los zapatos antes de ponérselos para que no tengan piedras pequeñas o basura, etc.
- Escoger los zapatos con cuidado. Necesitan tener mucho espacio, en especial en los dedos y deben ser de cuero. (Sin embargo, algunas personas encuentran que los tenis de buena cualidad que "respiran" son una alternativa cómoda.) Los zapatos necesitan apretarse con firmeza (con agujetas, hebillas o Velcro®) de manera que los pies no resbalen dentro. Las suelas deberán ser gruesas de manera que las piedras sobre las que camine no dañen la planta del pie. Es necesario "aflojar" los zapatos... deben usarse sólo por periodos cortos al principio para asegurar que ajustan bien y no rozan.

- Los pies se pueden hinchar durante el día, en especial en clima cálido. Es necesario ser conscientes de esto y cambiar a un par de zapatos más grande, si es necesario.
- Si tiene pies de "alto riesgo", no camine en exceso, en especial si no está acostumbrado a caminar, si el clima es cálido o si está de vacaciones.

Tratamiento de las úlceras
Si no son demasiado severas, las úlceras se pueden tratar en una clínica de pacientes externos mediante podología, antibióticos (si está presente una infección) y tal vez un yeso (con un segmento cortado sobre la úlcera), para aliviar la presión y mantener la movilidad de la persona. Si no se cura la úlcera o si persiste la infección, la persona necesitará ingresar al hospital para más tratamiento. El descanso en cama ayuda a la curación y se necesita cambiar la venda de la úlcera con frecuencia. Es posible que se administren antibióticos por vía intravenosa. Si hay isquemia, un cirujano vascular podría valorar si sería útil una intervención quirúrgica.

Neuroartropatía de Charcot

La neuroartropatía de Charcot se presenta en alrededor de 0.5 por ciento de las personas diabéticas con enfermedad de pie neuropático. El trastorno en el suministro de nervios sensorios y la carga de presión anormal que le sigue, a menudo lleva a lesiones o fracturas sin descubrir. Se produce un flujo de sangre mayor en el área dañada y un reblandecimiento y reabsorción del hueso que conduce a una deformidad. Para esta etapa, es frecuente que el pie tenga dolor y esté hinchado (debido a la acumulación de fluidos) y se sienta caliente. Existe un alto riesgo de infección y ulceración.

El tratamiento tiene lugar en el hospital y por lo general implica un periodo de hasta tres meses de no apoyar el peso. Normalmente se escoge un yeso fijo o removible para la movilidad esencial pero se debe dar al pie tanto descanso como sea posible. Cualquier infección presente se trata de manera intensiva con antibióticos, y también se podrían necesitar medicamentos para inhibir la deformación del hueso. La meta es estabilizar y reducir el nivel de deformación del pie y conservar la movilidad. La persona afectada requerirá zapatos de manufactura especial y se necesitan cuidados particulares cuando comienza a caminar de nuevo.

Nefropatía diabética (daño renal)

La nefropatía diabética es una enfermedad progresiva y grave de los riñones que los daña cuando empiezan a tener fugas los vasos sanguíneos pequeños de estos órganos. Como resultado, se pierde o excreta una proteína llamada albúmina en la orina en cantidades cada vez mayores. Cuando la pérdida está todavía en una concentración relativamente baja (30 a 300 mg/día), a la enfermedad se le llama MICROALBUMINURIA y es la etapa más inicial que se puede detectar mediante pruebas clínicas sensibles. En una concentración más elevada de pérdida, mayor a 300 mg/día, la enfermedad se conoce como proteinuria, una etapa que se puede detectar mediante una prueba de orina con tira (albustix). De hecho, se reconocen cinco etapas progresivas de nefropatía diabética, las cuales se traslapan.

1. Aumento en el volumen de plasma de la sangre a los riñones, que podrían agrandarse un poco. Existen signos subclínicos que por lo general son reversibles con buen control de la glucemia. No hay síntomas.
2. Primeros cambios estructurales en los riñones que pueden surgir después de alrededor de dos años. De nuevo, una etapa subclínica que no produce síntomas.
3. Microalbuminuria. Detectada por pruebas de radioinmunoensayo sensibles o mediante medir la proporción de albúmina y creatinina (un compuesto metabólico).

No produce síntomas pero a menudo se eleva la presión sanguínea.
4. Proteinuria. Detectada mediante una prueba albustix (tiras) positiva. Es la etapa que se llama nefropatía clínica. La acompaña presión sanguínea alta y concentraciones elevadas de creatinina.
5. Falla renal de etapa final. Falla renal, que requiere tratamiento continuo.

La nefropatía puede tener otras causas, aparte de la diabetes y el diagnóstico de microalbuminuria se asocia con un riesgo más elevado de enfermedades cardiacas y circulatorias. En la diabetes, la microaluminuria se vincula a un riesgo más alto de NEFROPATÍA y enfermedad vascular periférica. Además, existe una asociación estrecha entre nefropatía y RETINOPATÍA. Alrededor de 66 por ciento de las personas con retinopatía proliferativa también se asocia con nefropatía. La presión sanguínea alta es otro factor de riesgo que se asocia íntimamente. La nefropatía tiene lugar en alrededor de la tercera parte de las personas con diabetes tipo 1 y, en general, afecta a una proporción similar de las personas con síndrome tipo 2. Afecta a alrededor de la cuarta parte de los europeos con diabetes tipo 2, pero en personas con antecedentes asiáticos, africanos, afrocaribeños, indios nativos y japoneses, la incidencia es mucho más alta. Más o menos la mitad de las personas en estos grupos raciales corren el riesgo de contraer la enfermedad.

Se pedirá a una persona recién diagnosticada con diabetes que proporcione una muestra de orina que luego se pruebe para microalbuminuria. Si es negativa, se considera que el requisito mínimo es hacer pruebas de rutina al menos una vez al año. Si se detecta albuminuria o proteinuria, es probable que se necesiten pruebas más seguidas, junto con tratamiento. Fumar es un factor de alto riesgo para la presencia de microalbuminuria, además de serlo para enfermedades cardiacas, circulatorias e hipertensión que con tanta frecuencia coexiste con la nefropatía diabética. Dejar de fumar, comer alimentos saludables, perder peso si es necesario, y hacer ejercicio son aspectos importantes para ayudar a prevenir que surja la enfermedad. Se ha demostrado que un control apropiado, y en especial el "riguroso", es efectivo para reducir la incidencia de enfermedades renales en la diabetes. Sin embargo, si se ha establecido la nefropatía, el control glucémico riguroso parece no tener efecto en su avance.

Se han identificado ciertos factores genéticos como importantes en la aparición de la nefropatía diabética y son tema de investigación y estudios intensivos. A uno se le llama el gen aldosa reductasa, y otro es el gen de la enzima convertidora de angiotensina. En el futuro tal vez sea posible identificar a las personas que portan factores genéticos "en riesgo" para nefropatía diabética y encontrar formas de controlar o terminar con sus efectos dañinos. El gen de la enzima convertidora de angiotensina es responsable de la presencia normal de la enzima convertidora de angiotensina, que regula la presión sanguínea al actuar para constreñir los vasos sanguíneos, lo que dificulta que la sangre fluya. La enzima tiene un papel natural en el control de la presión sanguínea en la salud normal, pero no ayuda en presencia de presión sanguínea alta. Los medicamentos llamados inhibidores de la enzima convertidora de angiotensina, que bloquean la acción de la enzima y en consecuencia reducen la presión sanguínea alta, son el tratamiento más recurrido para la hipertensión. Sin embargo, se ha descubierto que ciertos tipos, por ejemplo, Captopril, Lisinopril, Ramipril, Enalopril y Perindopril, tienen un efecto protector adicional en los riñones con respecto a la aparición y avance de la nefropatía diabética. Los inhibidores de la enzima convertidora de angiotensina ahora se pueden emplear para prevención en personas con presión sanguínea normal que muestran signos de microaluminuria. Su uso requiere una vigilancia cuidadosa y pueden producir efectos secundarios, pero parece ser un tratamiento útil, en especial en la diabetes tipo 1.

Microalbuminuria

Para realizar un diagnóstico de microalbuminuria, se analiza más de una muestra en un periodo de varios días consecutivos. Las personas con diabetes tipo 1 detectadas con mocroalbuminuria tienen un riesgo 20 por ciento más alto de terminar con falla renal de etapa final. Sin embargo, en algunas personas, la microalbuminuria podría experimentar un retroceso, incluso sin intervención. El tratamiento para la enfermedad está muy vinculado con el de la diabetes como un todo. Asegurar que haya un control glucémico adecuado, ajustar la dieta para reducir la concentración de colesterol y lípidos, y pérdida de peso si es necesario, son parte del tratamiento. Podrían necesitarse medicamentos para reducir la concentración de lípidos en plasma. Además, se pueden recetar los inhibidores de la enzima convertidora de angiotensina, incluso si no hay presión sanguínea alta, para proteger la función renal. Se deben evitar los inhibidores de la enzima convertidora de angiotensina durante el embarazo y también son inapropiados para los que tienen daño continuo en los vasos sanguíneos de los riñones. Los posibles efectos secundarios de los medicamentos son diarrea, náusea, tos seca, dolor de cabeza y presión sanguínea baja que causa mareo. Cualquiera que tome estos medicamentos requiere revisiones con regularidad, y la mocroalbuminuria se debe vigilar mediante pruebas de orina regulares.

Proteinuria

Se considera que es esencial el tratamiento para la presión sanguínea alta que se establece para esta etapa, ya que podría reducir la velocidad de avance de la nefropatía. Se pueden recetar inhibidores de la enzima convertidora de angiotensina, o diversos medicamentos más, a veces en combinación. Se pueden necesitar medicamentos para reducir la concentración de lípidos en el plasma, como las estatinas. En personas con diabetes tipo 1, se ha descubierto que es útil la restricción de la proteína de origen animal en la dieta. Se cree que la proteína vegetal es menos dañina para los riñones lesionados, pero es necesario elaborar con cuidado los cambios de dieta que se necesitan bajo la supervisión de un dietista. Como la función del riñón está trastornada para esta etapa, hay un riesgo de concentración elevada de potasio (hipercalcemia) y una caída en la cantidad de calcio en la sangre. En consecuencia, las personas con proteinuria requieren vigilancia cuidadosa continua y pueden necesitar tomar diversos tipos de medicamentos para ayudar y dar equilibrio a los riñones que fallan. Las personas con diabetes tipo 2 que tienen proteinuria requieren tratamiento con insulina. Las personas con neuropatía clínica, el nombre alterno para la proteinuria, requieren apoyo y asesoría psicológicos para ayudarles a aceptar la inminente falla renal y la probable necesidad futura de diálisis.

Síndrome nefrótico

Es una complicación de diversos trastornos del riñón, incluyendo la nefropatía diabética. En la diabetes, se caracteriza por una proteinuria fuerte acompañada por HIPERTENSIÓN y otros signos clínicos. A menudo existe RETINOPATÍA BASAL y retención de fluidos y pueden existir otros daños e infecciones del tracto urinario. Se trata de manera intensiva en forma similar a la proteinuria.

Falla renal de etapa final

Esta enfermedad grave sólo se puede tratar mediante diálisis renal o transplante de riñón. Por desgracia, las personas con esta enfermedad a menudo tienen también otras complicaciones graves, en particular, RETINOPATÍA severa y enfermedades cardiacas, que pueden complicar el tratamiento. Podría haber hipertensión de la postura y NEUROPATÍA, con daño al sistema nervioso autónomo, que puede causar que sea más difícil de llevar a cabo una hemodiálisis convencional. Sin embargo, la hemodiálisis sigue siendo el puntal del tratamiento para la falla renal de etapa final. A un método alterno se le llama diálisis peritoneal ambulatoria continua. Esto evita los cambios rápidos en el volumen de los fluidos, no requiere acceso a un vaso sanguíneo (sino a la cavidad peritoneal) y es apropiado para personas de edad avanzada y quienes tienen enfermedades cardiacas. Tiene la ventaja adicional de que se puede añadir a la bolsa de diálisis la insulina para controlar la diabetes. El principal riesgo de la diálisis peritoneal ambulatoria continua es alguna infección y peritonitis. Para personas de menos de 65 años de edad, un transplante de riñón es la mejor opción de tratamiento pero está limitada por una escasez grave de órganos de donadores. En Estados Unidos, a veces se lleva a cabo la donación de órganos de un pariente vivo, pero es poco común en otras partes, al menos en el presente. La tasa de supervivencia entre los pacientes de trasplante con diabetes es un poco menor que para quienes no tienen la enfermedad, pero puede ser una forma de tratamiento muy exitosa para los pacientes adecuados. En los pacientes con diabetes tipo 1, a veces (aunque es algo poco común) se lleva a cabo un transplante coordinado del páncreas (o parte del páncreas) y riñón.

Capítulo **9**

COMPLICACIONES CRÓNICAS A LARGO PLAZO: ENFERMEDADES MACROVASCULARES

Las complicaciones macrovasculares abarcan enfermedades graves como ataque cardiaco, angina, enfermedades cardiovasculares y enfermedad vascular periférica. Las complicaciones varían en frecuencia y en avance entre los dos tipos principales de diabetes. Su incidencia no es inevitable y existen diferencias individuales en susceptibilidad entre los diferentes grupos de personas. Se sabe que los factores ambientales y de estilo de vida tienen influencia. Aunque las complicaciones macrovasculares presentan un riesgo para las personas con diabetes, es importante darse cuenta de que existen muchas formas en que este riesgo se pueda reducir, por ejemplo, al adoptar una dieta y estilo de vida saludables, manteniendo un control glucémico adecuado y evitando fumar.

La enfermedad macrovascular daña las arterias que abastecen corazón, cerebro y piernas, aumentando el riesgo de enfermedades coronarias, como angina, ataque cardiaco, apoplejía y enfermedad vascular periférica (importante factor que contribuye a la ENFERMEDAD DE PIE DIABÉTICO). La causa de la enfermedad macrovascular es la aterosclerosis (o ateroma), enfermedad degenerativa de las arterias en que las paredes internas se llenan de cicatrices, permitiendo que se acumulen depósitos de grasa, lo que conduce a una reducción del flujo de sangre y estrechamiento de los vasos sanguíneos. La aterosclerosis y la enfermedad macrovascular son causas importantes de muerte prematura e invalidez en la población en general. Los riesgos de contraer aterosclerosis aumentan al ingerir una dieta poco saludable rica en grasas saturadas y sal, obesidad, falta de ejercicio, fumar, HIPERTENSIÓN y dislipidemia (concentración anormal de lípidos y colesterol en la sangre).

Tratamiento general y prevención

Los métodos usuales de alimentación saludable y el ajuste de la dieta para reducir la ingestión de grasa saturada, aunados a la pérdida de peso requerida y al aumento de ejercicio, son de vital importancia para personas con diabetes. Se ha demostrado que estas medidas por sí mismas tienen un efecto benéfico en la HIPERTENSIÓN diabética y la dislipidemia y, en consecuencia, aumentan la esperanza de vida. Como se hizo notar antes, la hipertensión es particularmente común en la mayoría de las personas, los que tienen diabetes tipo 2 y también se asocia con la resistencia a la insulina en este grupo. En la diabetes tipo 1, se asocia en especial con la presencia de nefropatía diabética. La hipertensión es un factor de riesgo importante para complicaciones macrovasculares (además de microvasculares) y, en consecuencia, ponerla bajo control es de gran importancia, tanto por estas razones como por el manejo general de la diabetes. Junto con las medidas del estilo de vida, se emplean diversos medicamentos, muy a menudo en combinación, como ya se ha visto.

La dislipidemia diabética es especialmente común en la diabetes tipo 2 y cuando ocurre en la enfermedad tipo 1, se asocia en particular con la NEFROPATÍA. Una vez más, conviene seguir una dieta adecuada y emplear en el tratamiento los medicamentos para bajar el colesterol y los lípidos, como estatinas.

Dejar de fumar, si corresponde, es tal vez la forma inmediata más importante para reducir el riesgo de complicaciones macrovasculares, tanto en personas con diabetes como en los que no están afectados por la enfermedad.

En la clínica de diabetes se harán los exámenes regulares sobre la concentración de colesterol y lípidos, por lo menos una vez al año o con mayor frecuencia si es necesario. También se debe vigilar de rutina la presión sanguínea y se animará a los pacientes a seguir una dieta y estilo de vida saludables. Todas estas medidas son benéficas para la diabetes como un todo, además de ser una protección con respecto a la enfermedad macrovascular. Se podría aconsejar a las personas que se considera corren un riesgo en particular de complicaciones macrovasculares que tomen una pequeña dosis diaria de aspirina con recubrimiento entérico, que adelgaza la sangre y se ha demostrado que es útil para impedir la formación de coágulos que pueden plantear un riesgo de episodios serios, como el embolismo pulmonar. A continuación se describen las complicaciones macrovasculares más graves y su tratamiento.

Enfermedad coronaria

La enfermedad coronaria es la causa más común de muerte en personas con diabetes. La incidencia es dos a tres veces mayor en hombres y cuatro a cinco veces más alta en mujeres, en comparación con la población no diabética. Las mujeres con diabetes pierden la protección premenopáusica contra las enfermedades cardiacas que existe en quienes no tienen la enfermedad. Las personas cuyo origen es el sur de Asia y tienen diabetes, correr un riesgo particularmente alto de tener enfermedades cardiacas. Por desgracia, debido a la naturaleza "silenciosa" de la diabetes tipo 2, muchas personas ya han sufrido daño de aterosclerosis y, en consecuencia, su riesgo es mayor para el momento del diagnóstico. En personas con NEUROPATÍA, los síntomas de angina o incluso de ataque cardiaco pueden verse enmascarados y reducidos por el daño nervioso. Además, existe alguna evidencia de que las enfermedades cardiacas pueden producirse a una velocidad más elevada en personas con diabetes, y es por esto que se consideran tan importantes las medidas preventivas que se describieron antes. A corto plazo, después de un ataque cardiaco, las personas con diabetes corren mayor riesgo que las personas no afectadas por la enfermedad. Aparte de los analgésicos, los medicamentos que se pueden emplear son bloqueadores beta, trombolíticos, inhibidores de la enzima convertidora de angiotensina y aspirina. Una dosis diaria de aspirina con recubrimiento entérico podría recomendarse después de la recuperación para impedir que vuelva a ocurrir y también se podrían necesitar otros medicamentos cardiacos.

Apoplejía

Las personas con diabetes corren de una vez y media a dos veces un riesgo mayor de apoplejía que la población en general. Los afrocaribeños parecen correr riesgos en particular. El tratamiento de un ataque de apoplejía es el mismo, esté presente o no la diabetes. Implica cuidados intensivos y vigilancia con uso de diversos medicamentos distintos. Una vez que pasa el peligro, le sigue un periodo de recuperación y rehabilitación, en la que participa la fisioterapia, terapia ocupacional y tal vez terapia del habla, que podría ser muy prolongada. La invalidez que sigue a un ataque de apoplejía podría significar que la persona con diabetes requiera ayuda continua con el fin de manejar su enfermedad.

Enfermedad vascular periférica

Esta enfermedad es dos veces más probable de ocurrir en personas con diabetes y es un factor importante para la EN-

FERMEDAD DE PIE DIABÉTICO. Los factores de riesgo para su aparición son fumar, HIPERTENSIÓN y anormalidades de lípidos, y afecta en particular la circulación a las extremidades inferiores y los pies. Contribuye a la aparición de úlceras en alrededor de la mitad de todos los pacientes con lesiones de pie diabético y su existencia puede impedir la curación. La enfermedad vascular periférica tiene un modelo típico de signos clínicos y se diagnostica mediante diversas técnicas diferentes. El cuidado apropiado y vigilante de los pies, tratamientos con medicamentos (aspirina y vasodilatadores para mejorar el flujo de sangre) y la cirugía, se emplean para manejar y tratar la enfermedad. Las medidas preventivas son las mismas que las que se emplean para otras formas de enfermedad macrovascular.

Capítulo **10**

DIABETES EN MUJERES EMBARAZADAS, NIÑOS, PERSONAS DE EDAD AVANZADA Y MINORÍAS ÉTNICAS

Diabetes y embarazo

La diabetes durante el embarazo puede tomar varias formas diferentes. Posiblemente la diabetes tipo 1 o tipo 2 ya están presentes y reconocidas, y podría ser más fácil manejarlo, ya que la planificación y los preparativos para el embarazo pueden empezar antes de la concepción. Además, la mujer ya está acostumbrada a sobrellevar su diabetes y por lo tanto no enfrente el posible impacto psicológico o emocional de un nuevo diagnóstico. Sin embargo, la DIABETES DE LA GESTACIÓN, en que formas del síndrome se diagnostican durante el embarazo, es muy común (*ver también* el capítulo 1, DIABETES MELLITUS DE LA GESTACIÓN). En algunos casos, la diabetes (por lo general de tipo 2) existía de antemano, pero no se había diagnosticado y se "desenmascara" gracias a los cambios fisiológicos que ocurren. En otros casos, las enfermedades diabéticas se precipitan gracias a los cambios prediabéticos fisiológicos del embarazo, pero la glucemia vuelve a lo normal después del nacimiento. No obstante, en el segundo caso, existe un riesgo significativo (alrededor de 30 por ciento) de la aparición de diabetes tipo 2. Los estudios indican que este riesgo se puede reducir a la mitad si la mujer mantiene su peso dentro de los valores ideales en el futuro.

Cambios metabólicos durante el embarazo normal

Como se mencionó antes, los cambios metabólicos que ocurren durante el embarazo tienen el efecto neto de ser prodiabéticos y esto ayuda a explicar por qué surge la diabetes de la gestación. Se pueden resumir brevemente como sigue:

- disminución de la sensibilidad a la insulina
- aumento de la lipólisis, es decir, la fragmentación de grasas para proporcionar glucosa.

Estos cambios se acumulan gradualmente y son más visibles después de los tres primeros meses de embarazo, con el resultado de que se produce un estado de RESISTENCIA A LA INSULINA relativa.

Diabetes de la gestación

La diabetes transitoria de la gestación aparece por lo general durante los últimos seis meses de embarazo y adopta la forma de INTOLERANCIA A LA GLUCOSA o diabetes. Se puede sospechar intolerancia a la glucosa si se obtiene una lectura al azar de glucosa en plasma durante un ayuno mayor a 8 mmol/l. Sin embargo, el diagnóstico depende de que se lleve a cabo una prueba de tolerancia a la glucosa oral de 75 g. La Intolerancia a la Glucosa se diagnostica entonces si se obtiene una lectura de entre 9 y 11 mmol/l, dos horas después del desafío con glucosa. La diabetes se diagnostica si la lectura es mayor a 11 mmol/l. Existen varios factores de riesgo para la aparición de la diabetes de la gestación. Entre ellos están:

- tener sobrepeso o ser obeso y aumento excesivo de peso durante el embarazo

- madre de edad más avanzada
- intolerancia a la glucosa previa
- nacimiento anterior de bebé grande
- pertenecer a un grupo étnico de alto riesgo
- antecedentes de hidramnios, una condición anormal durante el embarazo en que se produce una cantidad excesiva de fluido amniótico
- glicosuria previa durante el embarazo en dos o más veces separadas de prueba.

Los exámenes para diabetes de la gestación toman la forma de pruebas periódicas de orina por la presencia de glucosa y también con pruebas de sangre, en la primera visita antes del nacimiento, y luego se repite entre 24 a 48 semanas de avanzado el embarazo. Si existe cualquier señal de diabetes, se llevará a cabo una prueba de tolerancia a la glucosa oral para confirmar el diagnóstico. En mujeres obesas o en quienes están subiendo mucho de peso, se sugerirá la restricción de calorías y podría ser suficiente controlar la intolerancia a la glucosa en el embarazo. Sin embargo, 30 por ciento de las mujeres con diabetes de la gestación necesita insulina para controlar su enfermedad. Los MEDICAMENTOS ANTIDIABÉTICOS ORALES no son el tratamiento recomendado durante el embarazo. Una mujer con diabetes de la gestación que se trata con insulina requiere cuidados especiales durante el parto y podría necesitarse que se induzca el parto en las semanas 38 ó 39 si no ha tenido lugar de manera natural. Por lo regular es posible el parto normal, pero como existe una mayor probabilidad de un bebé extragrande (macrosomia), se puede necesitar una cesárea. Después del parto, sólo una minoría (menos de 10 por ciento) de madres que tienen diabetes de la gestación vuelven a la tolerancia a la glucosa dentro de los valores normales. Por lo general, la insulina se detiene poco después del nacimiento. Comúnmente, se lleva a cabo una prueba de tolerancia a la glucosa oral en el examen postparto de la sexta semana para confirmar que se ha resuelto la diabetes. Se aconseja a las mujeres afectadas sobre la importancia del control del peso, el ejercicio, etc., con el fin de reducir el riesgo de contraer la diabetes tipo 2.

Diabetes preexistente y embarazo

La diabetes se asocia con riesgos más elevados durante el embarazo, en particular para el feto en desarrollo, pero también para la madre. La buena noticia es que con una preparación cuidadosa, que debería empezar antes de la concepción, y con los altos estándares modernos de cuidados, más de 90 por ciento de los embarazos con diabetes tienen como resultado bebés sanos. De la misma manera, la gran mayoría de las madres diabéticas no sufre daños como resultado del embarazo y el parto. Existen riesgos fetales y maternales (que se presentan más adelante), pero no deberían ser causa de alarma sino considerarse como las razones de que se necesite y valga la pena el cuidado extra.

Riesgos para el bebé
- La incidencia de anormalidades congénitas se eleva por un factor de 3 ó 4. Un control glucémico adecuado reduce el riesgo; un control glucémico deficiente aumenta el riesgo en diez veces o más.
- Mayor incidencia de muerte fetal, parte de lo cual podría estar relacionado con anormalidades genéticas y un control glucémico deficiente.
- Mayor incidencia de complicaciones justo después del parto, en especial macrosomia, HIPOGLUCEMIA, síndrome de dificultad respiratoria, ictericia, trauma del nacimiento.
- Aumento de riesgo de que la diabetes se presente en el niño.

Riesgos para la madre
- Mayor riesgo de infección del tracto urinario.
- Mayor riesgo de preeclamsia (aparición de presión sanguínea alta y retención de fluidos que requiere vigilancia y tratamiento). El riesgo es 10 por ciento en madres diabéticas en comparación con 4 por ciento en quienes no tienen la enfermedad.
- El deterioro en el control glucémico, en especial durante los últimos seis meses de embarazo, que requiere dosis más elevadas de insulina (diabetes tipo 1). La diabetes tipo 2, que previamente se controlaba con dieta o tabletas, por lo general requiere terapia con insulina.
- Una tasa más elevada de lipólisis aumenta el riesgo de cetosis y CETOACIDOSIS DIABÉTICA en mujeres con diabetes tipo 1. Sin embargo, aún es poco común.
- Las náuseas matutinas severas son un problema particular, en especial en mujeres con el síndrome tipo 1. El vómito repetido y la incapacidad para comer pueden causar cetosis. Se deben vigilar las cetonas y podrían necesitarse medicamentos contra las náuseas. Las náuseas matutinas severas podrían requerir tratamiento en hospital de manera que se puedan administrar fluidos, etc., por goteo intravenoso.
- Las COMPLICACIONES diabéticas, en especial RETINOPATÍA y NEFROPATÍA, pueden afectarse durante el embarazo, en especial si están avanzadas. Las mujeres con estos problemas requieren cuidados especiales.

Los preparativos para el embarazo deberían empezar antes de la concepción. Esto toma la forma de un examen médico completo y valoración de la diabetes y el control glucémico. Necesita ponerse en práctica un control apropiado de la glucemia y la mujer debe empezar a tomar complementos de ácido fólico para proteger al feto de defectos del tubo neural. Es buena idea perder peso, si se necesita, antes de embarazarse y asegurarse de ingerir una dieta sana y nutritiva. Se debe valorar la condición de cualquier complicación diabética. Es preciso tratar de estabilizar la RETINOPATÍA antes de la concepción y la NEFROPATÍA avanzada es, desgraciadamente, una razón para evitar el embarazo, ya que los riesgos para la mujer son demasiado grandes. Es obvio que no debería fumar y es mejor también dejar el alcohol, en especial mientras se trata de concebir y en las primeras etapas del embarazo. Se debe verificar la inmunidad a la rubéola de manera que se pueda administrar de ser necesaria.

Después de la concepción y la confirmación del embarazo, las mujeres deben someterse a una revisión cada dos semanas, de preferencia en una clínica antenatal de diabetes especial, donde se llevarán a cabo todas las revisiones antenatales usuales pero además, se vigilará con cuidado la concentración de glucosa en sangre y HBA1c. La meta es lograr una concentración normal de glucosa en sangre durante todo el embarazo, ya que reduce los riesgos para la madre y el hijo. Por supuesto, esto implica autovigilancia frecuente y cuidadosa en el hogar, pero la mayoría de las mujeres embarazadas está muy motivada y lo llevarán a cabo con facilidad, ¡incluso durante el sufrimiento de las náuseas matutinas! Las visitas antenatales frecuentes aseguran que se identifiquen pronto los problemas potenciales y el resultado es que muchas mujeres gozan de un embarazo exitoso y sin problemas.

Como se hizo notar antes, por lo general se necesita la terapia con insulina durante el embarazo, sin importar el método de tratamiento previo, y en la diabetes tipo 1 es casi seguro que se tendrán que aumentar las dosis. Por desgracia, el control rígido de la glucemia conduce a una mayor incidencia de hipoglucemia severa y algunas mujeres experimentan una pérdida de la conciencia hipoglucémica durante el embarazo. En consecuencia, es vital que participen quienes estén más cerca de la mujer y que sepan qué hacer en caso de que surja la necesidad. La mujer debe tener cuidado extra para reducir al mínimo el riesgo de hipoglucemia siguiendo las precauciones recomendadas, y si han ocurrido ataques, es aconsejable evitar conducir largas distancias o pasar mucho tiempo a solas. Por fortuna, aunque las hipoglucemias son molestas para la persona que las experimenta, no hay evidencia de que sean dañinas de ninguna forma para el bebé.

Labor y parto

La práctica moderna es permitir que proceda un embarazo diabético por 39 semanas en ausencia de cualquier contraindicación y luego inducir el parto en el hospital. El nacimiento en casa no es una opción segura para una madre con diabetes. Es más seguro para ella y el hijo que el embarazo no vaya más allá del periodo normal y que se planeen la labor de parto y el nacimiento. Esto puede significar que se induzca el parto. La mujer requiere vigilancia cuidadosa de su diabetes y necesitará que se le administre insulina y dextrosa en forma intravenosa. Algunas mujeres pueden necesitar una cesárea, sea planeada de antemano o como resultado de sucesos durante el parto. Después del nacimiento y de la expulsión de la placenta, los requisitos de insulina de la madre vuelven de inmediato a las cantidades previas al embarazo. Su concentración de glucosa en sangre requiere vigilancia pero el régimen normal de inyecciones por lo general se restaura tan pronto como sea posible.

El bebé recibe la revisión y cuidados normales que se dan a todos los bebés recién nacidos. La alimentación de pecho es la mejor opción para la madre y el hijo, y la presencia de diabetes no es una barrera para esto. Si todo está bien, la madre con diabetes puede volver pronto a casa y no hay razón para esperar una estancia en el hospital más larga de lo normal.

Diabetes en niños

Por razones que no son claras, la incidencia de diabetes en la infancia ha estado aumentando en los últimos años en diversos países. Sólo en el Reino Unido, alrededor de 20,000 niños tienen diabetes y son alrededor de 2,000 los casos nuevos que se diagnostican cada año. En casi todos los casos, el tipo implicado es la diabetes autoinmune tipo 1 que requiere tratamiento con insulina. Sin embargo, la alta y creciente incidencia de obesidad entre los niños occidentales ha significado que ahora están ocurriendo casos de diabetes tipo 2, incluso en este grupo de edad joven. Con mucha menos frecuencia, el tipo de diabetes conocido como DIABETES JUVENIL DE APARICIÓN EN LA MADUREZ (*ver* capítulo 1) puede afectar a niños y esta probabilidad se debe tener en mente en el momento del diagnóstico.

En niños, los síntomas por lo general son claros y surgen con rapidez en el curso de semanas o incluso de días. Alrededor de 25 por ciento de los niños se presentan con CETOACIDOSIS DIABÉTICA, y en cualquier caso de sospecha o diagnóstico de diabetes en un niño, éste necesita admisión en hospital. A menudo, una corta estancia en el hospital es todo lo que se necesita para iniciar la terapia con insulina. Sin embargo, el niño y su familia pueden requerir mucha ayuda y apoyo para superar la conmoción del diagnóstico, responder a sus preguntas, abordar sus preocupaciones y, por lo general, empezar a aprender sobre diabetes. Si el niño es muy pequeño, con frecuencia son los padres los que requieren el mayor grado de apoyo. También son comunes y comprensibles del todo los sentimientos de culpabilidad y ansiedad por la salud futura del niño. Los padres también se pueden preocupar de que la diabetes pueda ocurrir en sus otros hijos o en cualquier hijo futuro. La HIPOGLUCEMIA es una causa de preocupación particular y es común en niños tratados con insulina. A veces, en especial en niños pequeños, los síntomas pueden ser difíciles de reconocer y los episodios repetidos severos pueden causar daño neuropsicológico. Es obvio que es una fuente potencial importante de preocupación para los padres, que de repente pueden encontrarse en la posición de ser las personas más responsables de reconocer y tratar la hipoglucemia. Son vitales las instrucciones claras y es importante convencer a los padres de que un ataque ocasional, incluso si es severo, no causará daño perdurable en su hijo.

Los niños más pequeños requieren ayuda de los adultos para administrar la insulina. Sin embargo, los niños más grandes por lo general aprenden rápido a encargarse de su propio tratamiento, con apoyo de sus padres. Muchos niños pueden tomar la diabetes a su cargo y continuar con la vida en la misma forma que antes. Es muy importante que se les aliente a hacer esto y que la diabetes no se vea como una barrera a cualquier actividad normal, sea en la escuela o en el medio ambiente social. Es necesario que se informe a los maestros sobre la diabetes del niño y la posibilidad de hipoglucemias. La mayoría de las escuelas y maestros ahora tiene una mejor comprensión de la enfermedad que en el pasado.

Es en los años de adolescencia que la diabetes puede causar el mayor número de problemas. Los cambios hormonales en la pubertad con sus estímulos de crecimiento que lo acompañan pueden trastornar el control glucémico y aumentar la necesidad de insulina. Las personas jóvenes pueden tener hipoglucemias más frecuentes, que pueden darse en la escuela, y que podrían ser tema de burla en el momento justo en que necesita con más desesperación sentirse igual a los demás. Incluso cuando la comprensión y la amistad son buenas, la diabetes puede causar depresión en los años de adolescencia. Como otros en su grupo de edad, los jóvenes con diabetes no están exentas de problemas psicológicos más serios, como trastornos de la alimentación, que plantean un peligro particular para su salud y bienestar. En la diabetes, una manifestación de esto puede ser dejar de ponerse dosis de insulina como medio que se percibe para perder peso. Son en particular las adolescentes las que pueden intentar esto y es un problema que ahora se empieza a reconocer ampliamente. Por fortuna, las COMPLICACIONES DIABÉTICAS, como tales, son raras entre los niños y las personas jóvenes.

Sería ideal que los niños y jóvenes pudieran asistir a clínicas que están especialmente dirigidas a su propio grupo de edad, aunque esto no es posible en todas las áreas. Sin embargo, el personal de cuidados clínicos reconoce que es al niño afectado al que se debe escuchar y sus opiniones se deben tomar en cuenta en cuestionamientos sobre el tratamiento o problemas relacionados con la diabetes. Se esfuerza por tratar a cada niño con compasión, tacto y discreción y a respetar las confidencias, de manera que se forme una relación de confianza. De esta manera, se espera que el niño más grande o el adolescente se sienta capaz de discutir problemas con el equipo de cuidados clínicos de la diabetes, incluso sin no confía en sus padres o maestros.

Diabetes en personas de edad avanzada

La diabetes en las personas de edad avanzada puede presentar problemas particulares del cuidado, y en general, aumentan al avanzar la edad. Como con el resto de la población de adultos, la mayor parte de la diabetes en este grupo de edad es tipo 2, y más de la mitad de las personas afectadas por esta forma del síndrome tiene más de 60 años de edad. Los síntomas pueden ser vagos en las personas de más edad y se sospecha que muchos casos no se diagnostican. Además, las personas de edad avanzada a menudo tienen COMPLICACIONES establecidas, que a veces pueden ser muy severas, para el momento del diagnóstico. La ENFERMEDAD DE PIE DIABÉTICO es particularmente común. Las personas de edad avanzada corren mayor riesgo de HIPOGLUCEMIA severa, que puede resultar fatal. Por esta razón, muchas veces el control estricto de la glucemia no es la mejor opción para este grupo de edad. Pueden presentarse numerosos problemas en el manejo de la diabetes en personas de edad avanzada y la elección del tratamiento se debe valorar con cuidado de manera individual. Entre los problemas están las enfermedades y complicaciones médicas coexistentes, deterioro intelectual que puede dificultar que la persona comprenda la naturaleza de la diabetes y su tratamiento, trastornos psicológicos y depresión, y aislamiento social. A veces, en especial si la persona vive sola, no se puede poner en práctica el mejor tratamiento desde el punto de vista médico y es necesario llegar a un compromiso. La artritis causa muchos problemas en el manejo de la diabetes aunque se han elaborado dispositivos para ayudar a superar algunos de ellos, por ejemplo, para facilitar que se inyecte insulina y vigilar la glucosa en sangre. Lo ideal es que las personas de edad avanzada reciban mucho apoyo de la familia y de amigos, además de profesionales de los cuidados de la salud, y deberían tener acceso rápido a servicios especializados, como podología. Por desgracia, para la mayoría, el nivel de apoyo dista mucho de ser ideal debido en parte a la presión sobre el Servicio de Salud y el hecho de que muchas personas de edad avanzada viven solas. Sin embargo, las organizaciones voluntarias a menudo pueden proporcionar algo de apoyo y ayuda.

Diabetes en personas de grupos étnicos minoritarios

Como se hizo notar antes, por lo general la frecuencia de la diabetes es mayor en personas de origen africano o asiático y esto es verdad en particular para el síndrome tipo 2. Además, la diabetes suele ocurrir a una edad más temprana y en general hay un avance más rápido a la necesidad de tratamiento con insulina. Existe gran cantidad de dificultades potenciales que pueden afectar el tratamiento y el manejo de la diabetes en personas de minorías étnicas. Entre ellos están la dieta (algunos alimentos tradicionales son ricos en grasas, azúcar y sal), costumbres religiosas y creencias culturales, prestaciones de salud y actitudes, idioma, y restricciones familiares y sociales. En la generación más vieja, comprender el idioma puede estar limitado y puede presentar dificultades en la educación sobre la diabetes. Aún sucede que la mayoría de los materiales educativos están escritos en el idioma predominante, con parcialidad cultural hacia la población mayoritaria, aunque esa posición está cambiando en la actualidad, en especial en áreas en que grandes cantidades de personas son de minorías étnicas. Lo ideal es que una clínica de diabetes debería poder solicitar los servicios de un intérprete en el idioma necesario. Sin embargo, en la práctica, el intérprete es por lo general un miembro más joven de la familia del paciente. Esto en sí puede causar problemas con respecto a la confidencialidad, y la información no siempre se pasa con exactitud. Se reconoce que una persona de una minoría étnica puede estar sometida a mayores restricciones religiosas, culturales y familiares y ser menos libre para actuar independientemente. En consecuencia, cualquier cambio de dieta y estilo de vida que se sugiera tiene que reflejar y ajustarse a esto... por ejemplo, es importante que la persona que prepara la comida de la familia comprenda las necesidades de la persona con diabetes. Los regímenes y consejos de tratamiento tal vez necesiten permitir costumbres religiosas como el ayuno, y a menudo se necesitan compromisos para permitir las prácticas religiosas mientras que al mismo tiempo se protege la salud de la persona.

La DIABETES DE LA GESTACIÓN tiene una incidencia más elevada entre mujeres de ciertos grupos raciales, y la NEFROPATÍA, las ENFERMEDADES CORONARIAS y los trastornos circulatorios son COMPLICACIONES comunes en personas de ambos sexos. Las personas de origen hindú pueden tener una incidencia más baja de RETINOPATÍA y ENFERMEDAD DE PIE DIABÉTICO. Entre los profesionales de cuidados de la salud de diabetes en la actualidad existe una mayor comprensión de las dificultades potenciales que pueden ocurrir y una disposición a abordarlas cuando surgen.

Capítulo **11**

VIVIR CON LA DIABETES

Aspectos psicológicos de la diabetes

Está más allá del alcance de este libro describir todas las complejidades y posibles manifestaciones de los aspectos psicológicos de la diabetes y, por lo tanto, lo siguiente es un resumen de los factores que por lo general se conocen bien y se reconocen. Como se puede apreciar con facilidad, la diabetes afecta la vida cotidiana en un grado mucho mayor que la mayoría de las otras enfermedades crónicas. Manejar la condición implica ciertas exigencias en la vida diaria y éstas cambian con el tiempo y se ven afectadas por los eventos de la vida normal. Esto significa que la diabetes puede no sólo tener un impacto psicológico y emocional en el momento del diagnóstico, sino efectos continuos de larga duración que es fácil que pasen inadvertidos. El personal de cuidados clínicos de la diabetes está bien consciente de los efectos psicológicos de la diabetes y está entrenado para ayudar directamente y para reconocer problemas más complejos que requieren que se canalice a la persona con un especialista.

La forma en que una persona acepta la diabetes, tanto en el momento del diagnóstico como a más largo plazo, depende de una enorme variedad de factores distintos que abarcan los siguientes:

- personalidad y temperamento: el punto de vista general de la vida

- creencias sobre la salud en general, además de creencias específicas respecto a la diabetes (por ejemplo, ¿la persona cree que puede influir o alterar en forma positiva los resultados de salud mediante sus acciones?)
- el tipo de diabetes y el tipo de tratamiento requerido
- presencia o ausencia de complicaciones diabéticas
- presencia o ausencia de otras enfermedades, condiciones o incapacidades
- presencia o ausencia de problemas psicológicos o enfermedades existentes
- creencias religiosas y filosóficas
- nivel de apoyo familiar y social
- edad: niños, personas jóvenes y de edad avanzada pueden experimentar dificultades particulares
- ocupación (¿es probable que la diabetes afecte las posibilidades futuras de empleo o carrera de la persona?)
- ambiciones (¿la diabetes impide que la persona logre metas atesoradas de su vida, por ejemplo, en el deporte, o la persona cree que podría hacerlo en el futuro?)

Éstos son sólo algunos de los factores que influyen en las respuestas de la gente a la diabetes, tanto en el momento del diagnóstico como al avanzar el tiempo. La reacción al diagnóstico puede ser de alivio, en especial si se han experimentado síntomas adversos que se corrigen con facilidad con el apoyo del tratamiento. En contraste, otros pueden negar el diagnóstico o enojarse y deprimirse, en especial si tienen sólo creencias negativas respecto a la diabetes. Los padres de un niño recién diagnosticado a menudo sienten una culpabilidad totalmente mal controlada. A veces la gente pasa por una serie de etapas, similares al proceso de una pérdida, antes de que pueda aceptar el diagnóstico. Entre ellos están: negación, ira, tratar de negociar, pesar y, por último, aceptación. Puede haber pesar constante en la pérdida de espontaneidad o libertad de acción impuesta por la diabetes que es probable que se manifieste como depresión. De hecho, se reconoce que existe una incidencia más alta y el riesgo de depresión entre personas con diabetes, en especial entre quienes tienen complicaciones. Sin embargo, existen muchas personas que son estoicas y valientes, incluso al enfrentar complicaciones dolorosas o incapacitantes. Después del diagnóstico, algunas personas muestran demasiada ansiedad respecto a controlar su diabetes, casi a un nivel obsesivo. Por lo general, se expresa en pruebas frecuentes de sangre y orina, inflexibilidad en el tipo de alimento ingerido, con la hora de la comida, el ejercicio y otras actividades planeadas hasta con el más mínimo detalle. Si el personal de cuidados clínicos sospecha que la diabetes está llevando la vida de alguien a este nivel, tratarán de ayudar a la persona a lograr un punto de vista más relajado y equilibrado.

Con el tiempo, más personas aceptan su diabetes, se ajustan a las demandas que impone y continúan tenido una vida normal. Es obvio que es más probable que esto ocurra si no tienen complicaciones y tienen apoyo familiar y social generoso. También sucede más rápido y es más probable que ocurra, cuando la gente recibe información que comprende con claridad, junto con apoyo, guía y aliento en el manejo de la diabetes. Es una razón más de que se considere tan importante la educación y todo el concepto de "dar poder" a la gente para que maneje su diabetes y se ayude a sí misma.

Sin embargo, se ha reconocido que los problemas psicológicos, en particular la depresión, son una amenaza siempre presente, incluso entre quienes normalmente se las arreglan bien. La mayoría de las personas experimenta depresión leve en alguna etapa de su vida, generalmente por alguna razón fácil de comprender. Perder un trabajo y desempleo, marcharse de casa, pesar por la muerte de un ser querido, rompimiento matrimonial, accidentes, enfermedades e innumerables otras situaciones tensas, que lo afectan a uno o a un ser querido, son todas causas de depresión. En alguien con diabetes, la tensión puede tener el efecto adicional de causar estragos al control glucémico, dando a la persona un problema adicional para enfrentar. Los factores que se relacionan directamente con la diabetes pueden ser, por sí mismos, causa de depresión y pueden tener un gran alcance. Entre ellos está tener siempre que cargar con el equipo de diabetes, la Vigilancia de la Glucosa en Sangre en Casa, inyecciones de insulina, tener sobrepeso y que le resulte difícil perder peso, impotencia para la que no se ha buscado ayuda y las hipoglucemias. Con las hipoglucemias, no son sólo los episodios en sí los que pueden ser la causa de depresión sino el temor de las consecuencias sociales y la vergüenza de tener un ataque en público. La gente se preocupa por la conducta extraña que pueda mostrar y que se malinterprete o que quede expuesta al ridículo. Las personas jóvenes en especial pueden tener preocupaciones particulares respecto a los efectos sociales de las hipoglucemias, por desgracia no sin fundamentos. Es posible que exista una lamentable falta de comprensión respecto a la diabetes y las hipoglucemias en las escuelas, y compañeros de escuela e incluso maestros pueden ser poco comprensivos, aunque esta situación es, por suerte, no tan común como en el pasado. En los peores casos, temores y depresión pueden resultar en una persona joven que se niega a asistir a la escuela o comprometerse en actividades sociales, y en esta situación se requiere ayuda profesional.

En todas estas circunstancias, el apoyo y asesoría del personal de cuidados clínicos de la diabetes es invaluable. Incluso, si el problema que causa la tensión y la depresión no se pueda eliminar del todo, casi con toda seguridad se puede reducir en su impacto y se pueden elaborar estrategias para ayudar a la persona a manejarlo. La clínica de diabetes es el primer punto obvio de partida para cualquiera que tenga la enfermedad y que sufra de problemas psicológicos. Los grupos de ayuda voluntaria también son una fuente vital de ayuda con los cuales ponerse en contacto.

Muchos aspectos de la vida diaria con la diabetes ya se han discutido en capítulos previos. En este capítulo, se presentan unos cuantos temas nuevos que no se han presentado en otra parte.

Ejercicio

El ejercicio es bueno para todos, tengan diabetes o no, y esto es cierto en particular para la sociedad moderna, en un momento en que los estilos de vida se han vuelto cada vez más sedentarios y más personas que nunca antes tienen sobrepeso o están obesas. Los beneficios de ejercitarse con regularidad son:

- fortalecer el corazón (y la circulación) para bombear sangre con más efectividad y reducir el riesgo de enfermedades cardiacas y circulatorias
- reducir el efecto en la presión de la sangre
- quemar calorías, ayudar a regular el peso
- fortalecer los huesos y reducir el riesgo de osteoporosis más adelante en la vida
- reducir el riesgo de algunas otras enfermedades, incluyendo hemorroides, estreñimiento y cáncer de colon
- mantener flexibilidad en las articulaciones, de especial importancia más adelante en la vida.

Para personas con diabetes, hay beneficios potenciales adicionales, en especial con más ejercicio físico intenso. Entre ellos se encuentra un aumento a la sensibilidad a la insulina en músculos e hígado, que puede resultar en una reducción de la dosis de medicamentos hipoglucémicos o insulina que la persona requiere. Además, se tienden a mejorar los perfiles de lípidos. En forma más específica, aumenta la concentración del útil colesterol de alta densidad y puede haber una reducción general de triglicéridos, reduciendo el riesgo de aterosclerosis. Se piensa que la falta de ejercicio puede ser un factor de riesgo directo para la aparición de la RESISTENCIA A LA INSULINA en la diabetes tipo 2, y mantener la actividad física durante toda la vida es un medio de protección y prevención.

Las autoridades de salud recomiendan que todos debemos tener como meta media hora de ejercicio moderado al menos cinco días a la semana. El ejercicio moderado incluye caminar con vigor, nadar, ejercicios aeróbicos, baile, ciclismo, deportes de equipo, trotar, etc., pero muchas otras actividades pueden contribuir también. Entre ellas está la jardinería activa, el trabajo del hogar o actividades para hacer uno mismo, ¡subir corriendo un tramo de escalera o perseguir a un bebé activo que empieza a caminar! El consejo es el mismo para todos los que están a punto de embarcarse en un programa de ejercicios, en especial si antes estaban inactivos: hay que comenzar con lentitud y suavidad y poco a poco aumentar el nivel del ejercicio, conforme se tenga mejor condición. Las personas con diabetes necesitan cuidados extras pero el grado de éstos vería con la edad, el tipo de diabetes, la forma en que se le está tratando y la naturaleza del ejercicio. Los consejos generales son los siguientes:

- Busque asesoría experta de su clínica de diabetes o médico general antes de someterse a cualquier programa de ejercicios. Se puede necesitar una revisión médica si se considera un ejercicio vigoroso y siempre es necesario para personas maduras y de edad avanzada. El principal riesgo es un problema cardiovascular causado por el ejercicio extenuante no acostumbrado.
- Siempre aumenta la cantidad de ejercicio en forma gradual, durante un periodo de semanas.

- No se lance directamente al ejercicio extenuante, incluso si cree que está en buena condición física.
- Pase diez minutos al principio y final del periodo de ejercicios haciendo estiramientos y flexiones, etc., con suavidad, de manera que sus músculos estén preparados.
- Use ropa y calzado deportivos apropiados y de buena calidad, casco, etc. Tenga cuidado en especial respecto a cuidar sus pies.
- No se ejercite durante periodos en que el control glucémico sea errático o deficiente.
- No se ejercite cuando tenga una enfermedad o infección, sin importar lo leve que sea.
- Evite el ejercicio en clima muy cálido.
- Vigile la glucosa en sangre antes, durante y después del ejercicio, según lo asesore su equipo de cuidados de la diabetes.
- Ajuste las dosis de insulina y sulfonilurea y coma más bocadillos que contengan carbohidratos, según sea necesario (*ver* más adelante).
- Beba gran cantidad de fluidos sin azúcar antes y durante el periodo de ejercicio para evitar la deshidratación.

Con el fin de comprender la necesidad de cuidado extra durante el ejercicio si tiene diabetes, es útil examinar lo que sucede en la salud normal. Si el ejercicio es vigoroso y continúa por más de unos cuantos minutos, las reservas de glicógeno muscular se fragmentan y se emplean en primer lugar, se utilizan la glucosa circulante y los ácidos grasos no esterificados. En el hígado, empieza y aumenta el proceso de gluconeogénesis para proporcionar más energía de glucosa. Al mismo tiempo, cae la concentración de insulina y las hormonas contra reguladoras fomentan la movilización de las reservas de energéticas del hígado y las células grasas. El sistema está ajustado con mucha precisión pero si el ejercicio se prolonga por varias horas, lo normal es que ocurra HIPOGLUCEMIA a menos que la persona ingiera una comida que contenga carbohidratos. No es probable que la persona pueda continuar el ejercicio a menos que se restauren los suministros energéticos. En las personas con diabetes, los mecanismos reguladores normales están dañados y la presencia de insulina inyectada o medicamentos antidiabéticos orales complica las relaciones metabólicas durante el ejercicio.

Ejercicio y diabetes tipo 1

Los efectos del ejercicio en quienes tienen diabetes tipo 1 dependen de varios factores diferentes:

- el nivel de control glucémico
- la cantidad y tipo de la última dosis de insulina inyectada antes del ejercicio
- el horario de la última inyección y del bocadillo o comida que contenga carbohidratos en relación con el momento del ejercicio
- el tipo de ejercicio y el tiempo en que se lleva a cabo
- la posición del sitio de la inyección.

El nivel de control glucémico

Si el control glucémico es apropiado, una caída de la concentración de glucosa ocurre debido a las demandas energéticas del ejercicio en presencia de la cantidad completa de insulina. No se puede eliminar la insulina exógena o que se administra externamente y en consecuencia existe hiperinsulinemia mientras se usa la glucosa. La presencia de insulina inhibe la producción de glucosa en el hígado y la utilización de lípidos para proporcionar energía. En estas circunstancias, la HIPOGLUCEMIA es el resultado probable, a menos que se altere la dosis de insulina y la ingestión de carbohidratos (*ver* más adelante). Si el control glucémico es menos bueno o es inapropiado, puede presentarse un estado relativo de hipoinsulinemia antes de que se lleve a cabo el ejercicio. En estas circunstancias, conforme se emplea la glucosa durante el ejercicio, aumenta la producción de glucosa en le hígado, se movilizan las hormonas contra reguladoras y se utilizan lípidos. Se inhibe la utilización de glucosa en los músculos y el resultado neto es que se eleva la concentración de glucosa en sangre y hay hiperglucemia. Es probable la cetogénesis en el hígado, donde se producen cetonas, y cetonuria.

La naturaleza de la dosis de insulina
La naturaleza de la dosis de insulina administrada antes del ejercicio afecta el momento en que es probable que ocurra la HIPOGLUCEMIA. Una dosis de insulina de corta acción puede alcanzar un punto de máximo efecto durante el periodo de ejercicio y causaría hipoglucemia, a menos que se ingieran suficientes carbohidratos y se haya reducido la dosis. La insulina de acción más prolongada mantiene una alta concentración de insulina en los tejidos periféricos y tiene un efecto más prolongado, y, por lo tanto, es más probable que la hipoglucemia ocurra varias horas después del periodo de ejercicio, o incluso durante el día siguiente. Esto significa que es importante ingerir alimentos y bocadillos que contengan carbohidratos como es usual, para contrarrestar este efecto.

La importancia del horario de la dosis de insulina
y la ingestión de carbohidratos
El horario de la dosis de insulina y de la ingestión de carbohidratos en relación con el del ejercicio es importante para prevenir o reducir el riesgo de problemas. Lo ideal es que el ejercicio se planificara y llevara a cabo una a dos horas después de una comida. El ejercicio vigoroso planificado se debe situar a alguna hora que evite el máximo de actividad de la última dosis de insulina.

El tipo de ejercicio
El ejercicio vigoroso o prolongado exige más al cuerpo y a su actividad metabólica, así que es más probable que cause problemas. Requiere un mayor nivel de planificación a futuro, en particular una reducción previa en la dosis de insulina de 40 a 50 por ciento y carbohidratos extra, a una velocidad de 20 a 40 g por hora, durante el periodo de ejercicio. Sin embargo, se debería buscar asesoría clínica específica.

La posición del sitio de inyección
El sitio de inyección afecta la velocidad a que se absorbe la insulina y, en consecuencia, al momento en que empieza a tener efecto. Se absorbe a una velocidad más rápida en una extremidad a la que se esté ejercitando, de manera que es aconsejable inyectarse en el abdomen. Sin importar el sitio de la inyección, el efecto del ejercicio es acelerar la absorción y, en consecuencia, la acción de la insulina.

Consejos de ejercicios para quienes tienen diabetes tipo 1

El ajuste para ejercitarse depende de factores individuales y cada persona con diabetes tipo 1 debería buscar asesoría en la clínica de diabetes. Sólo es posible dar consejos generales aquí.

- Si el ejercicio es suave, es probable que no se necesite ajustar la dosis de insulina o la ingestión de carbohidratos, pero vigile con cuidado la concentración de glucosa en sangre.
- Si el ejercicio no es planificado, más activo o se lleva a cabo por un periodo relativamente corto, podría necesitar ingerir un bocadillo que contenga carbohidratos durante y después de llevarlo a cabo. Vigile la concentración de glucosa en sangre con cuidado.

- Planee por adelantado si el ejercicio va a ser activo o prolongado. Reduzca la dosis de insulina previa al ejercicio, de acuerdo a la asesoría clínica, y vigile la concentración de glucosa en sangre antes, durante y después del ejercicio y anote los resultados. Empiece el ejercicio de 1 a 2 horas después de ingerir una comida y tenga a la mano bocadillos y bebidas de carbohidratos que pueda tomar cuando se necesite. Lo ideal es siempre ejercitarse a la misma hora del día de manera que sea más fácil vigilar los efectos de ajustar la dosis de insulina y la ingestión de carbohidratos y saber lo que necesita hacer para evitar problemas.
- Incluso, si la concentración de glucosa en sangre es alta después del ejercicio, no deje pasar comidas y bocadillos normales que ingiera en horarios regulares. La HIPOGLUCEMIA puede tener lugar de todos modos en estas circunstancias, a menudo muchas horas después de que se reabastezcan las reservas de glucosa empleadas durante el ejercicio. Evitar comer sólo aumenta el riesgo.
- Nunca omita una dosis de insulina.
- Debido al riesgo de hipoglucemia, no se aconsejan algunos deportes peligrosos, en particular los que se llevan a cabo solos. Los grupos que dirigen ciertos deportes (algunas formas de competencias de autos, buceo, navegación individual, volar en deslizador), prohíben la participación de personas tratadas con insulina. Los grupos de voluntarios pueden aconsejar sobre la naturaleza de cualquier restricción que pueda aplicar a deportes particulares.

Ejercicio y diabetes tipo 2

Las personas con diabetes tipo 2 podrían retener las respuestas fisiológicas normales al ejercicio, pero en un grado menor o alterado. Por lo general, no hay riesgo de HIPERGLUCEMIA, excepto para los que se tratan con insulina o

SULFONILUREAS. Quienes reciben tratamiento de insulina necesitan seguir las mismas precauciones que las personas con diabetes tipo 1. Si el tratamiento es por medio de sulfonilureas, la acción que se requiere depende, de nuevo, de una combinación de factores, que abarcan la naturaleza y duración del ejercicio y el modo de acción del medicamento, el nivel de control glucémico, el peso corporal y las respuestas individuales. Se debería buscar asesoría experta con respecto a si se necesitan alterar las dosis de medicamento, y como en la diabetes tipo 1, es mejor planear de antemano cualquier ejercicio que sea vigoroso y de larga duración. Por lo general, es preferible reducir (o tal vez incluso omitir) la sulfonilurea previa al ejercicio para reducir el riesgo de hipoglucemia, en lugar de aumentar la ingestión de carbohidratos sólo porque es posible que haya necesidad de bajar de peso. Sin embargo, las personas que se ejercitan vigorosamente podrían necesitar glucosa extra, si la reducción de la dosis sola demuestra ser inadecuada para prevenir la hipoglucemia. Como quienes están en un tratamiento de insulina, las personas que toman sulfonilureas deberían vigilar su concentración de glucosa en sangre antes, durante y después del ejercicio de manera que los efectos se puedan registrar y analizar.

Cómo enfrentar las enfermedades y las infecciones

Enfermedades e infecciones comunes pueden ser un problema particular para las personas con diabetes. Resfriados, gripe y parásitos estomacales, que por lo regular son inconvenientes desagradables de corta duración para quienes tienen una salud normal, pueden tener consecuencias más serias para personas con diabetes a menos que se les maneje en forma correcta. Una parte importante de la vida diaria con la diabetes es aceptar la necesidad de cuidarse más durante las enfermedades y aprender, antes de que suceda, lo que se debería y no debería hacer. La consulta individual sobre este tema se da en la clínica de diabetes y también están disponibles folletos de referencia que contienen guías simples. Existen gran cantidad de guías básicas que se deberían seguir, pero antes de discutirlas es útil examinar lo que sucede en el cuerpo durante una enfermedad o infección. Durante un periodo de infección, se estimulan los mecanismos contra reguladores hormonales (glucagón, adrenalina, cortisol y hormona del crecimiento), con el resultado de que se movilizan las reservas de grasa y aumenta la producción de glucosa en el hígado, lo que causa que se eleve la concentración de glucosa en sangre. En la salud normal, se produce más insulina para compensarlo pero la respuesta está dañada o ausente en la diabetes. En consecuencia, las personas con diabetes tienden a volverse hiperglucémicas, y en quienes tienen el síndrome tipo 2, las cetonas podrían empezar a acumularse con un riesgo de que aparezca CETOACIDOSIS DIABÉTICA. Es probable que la hiperglucemia, que se produce por la enfermedad, cause síntomas osmóticos en la diabetes, como poliuria, nocturna y polidipsia (sed excesiva). Fiebre, vómito y diarrea, que pueden acompañar la enfermedad causan una pérdida adicional de fluidos y, en consecuencia, quienes tienen diabetes corren mayor riesgo de deshidratación.

A la luz de lo anterior, las siguientes pautas de "Día de enfermedad" para personas con diabetes se pueden comprender con facilidad.

- Ante todo, NUNCA omita su dosis de insulina o la medicación oral. Por desgracia, existe un error común, en especial si la persona se siente incapaz de comer, de que la respuesta correcta es no tomar la dosis usual de insulina o tabletas con el fin de evitar la HIPOGLUCEMIA. De hecho, como se hizo notar antes, el principal riesgo es el de hiperglucemia y sus posibles consecuencias, y omitir

medicamentos empeora la situación y podría causar que la persona enferme de gravedad. De hecho, podría ser necesario elevar las dosis en respuesta a la enfermedad (*ver* más adelante).
- Vigile la glucosa en sangre con frecuencia, idealmente cada dos a cuatro horas y al menos cuatro veces todos los días. O haga pruebas de orina para la glucosa, si éste es el método empleado.
- Quienes tienen diabetes tipo 1 deberían hacer pruebas de orina para cetonas al menos cuatro veces todos los días.
- Siga los consejos específicos que le dé su equipo de cuidados clínicos de la diabetes y en general:
  ¤ Si las lecturas de glucosa en sangre son de menos de 13 mmol/l y no hay cetonas, no hay necesidad de ajustar la dosis de insulina (o tabletas).
  ¤ Si la concentración de glucosa en sangre está por encima de 13 mmol/l o están presentes cetonas, se necesitará insulina clara extra (4 a 6 unidades, dependiendo de las lecturas).

Al disminuir la enfermedad y caer la concentración de glucosa en sangre, se debe restaurar la dosis de insulina normal. Se necesitan dosis más altas de acuerdo a los resultados de glucosa en sangre y no dependen de si la persona puede comer o no. Las personas con medicamentos antidiabéticos orales podrían necesitar elevar la dosis de tabletas. Por otro lado, podrían necesitarse inyecciones de insulina clara por la duración de la enfermedad. Si se tiene cualquier duda sobre lo que hay que hacer durante una enfermedad, siempre busque asesoría profesional.

- Recuerde que incluso las enfermedades de poca importancia pueden causar un problema en la diabetes y, en consecuencia, no dude en consultar a su médico, si está enfermo.

- Si toma remedios que no necesitan receta médica, asegúrese de que sean sin azúcar.
- Si no puede comer normalmente, pruebe alternativas como sopas, leche, helado, natillas, miel, jugo de frutas o mermelada como reemplazo de la comida. Como mínimo, tome un vaso (250 ml) con una bebida endulzada para reemplazar cada comida.
- Beber muchos fluidos sin azúcar. Se deben beber al menos dos o tres litros cada día para prevenir la deshidratación.
- Si está vomitando y no puede retener nada, si la concentración de glucosa en sangre es muy alta o baja, o si hay un aumento de cetonuria, solicite ayuda médica. Es probable que tenga que ingresar en un hospital de manera que se pueda vigilar de cerca su enfermedad y se le pueda dar tratamiento por infusión intravenosa.
- Descanse mucho y quédese en casa hasta que se sienta mejor. No trate de continuar su vida normal mientras esté enfermo y evite las actividades y tensiones extras.

Vacunas para la gripe

Las personas con diabetes tienen derecho a la vacunación gratuita contra la gripe y por lo general la lleva a cabo durante octubre o noviembre el médico familiar. Las vacunas pueden trastornar temporalmente el control glucémico y vale la pena verificar la concentración de glucosa en sangre con más rigurosidad, unos pocos días después de recibir la inyección.

Cuidado dental

Las revisiones dentales regulares y el tratamiento preventivo en etapas tempranas son de especial importancia para las personas con diabetes, ya que las infecciones de la boca o las caries pueden trastornar el control glucémico y afectar la alimentación. Muchas personas encuentran que el tratamiento dental está lleno de tensión, y se aconseja a quienes tienen diabetes vigilar su concentración de glucosa en sangre con cuidado después de una sesión de tratamiento, para protegerse contra la posible aparición de HIPOGLUCEMIA. Se debe informar al dentista que uno tiene diabetes. Cualquier tratamiento dental que requiera anestesia general se deberá llevar a cabo en un hospital.

Viajes y vacaciones

Viajar y salir de vacaciones, sea en el país o en el extranjero, presenta dificultes potenciales para las personas con diabetes. Por fortuna, se pueden prevenir por lo general o reducir su impacto mediante una cuidadosa planificación por adelantado para identificar posibles escollos. Si se toman precauciones sensatas, no hay razón para que las personas con diabetes no puedan disfrutar de las mismas oportunidades de viajes y de vacaciones que cualquier otro. El principal problema potencial es trastorno del control glucémico dentro de la rutina diaria normal ya que la persona de repente arriba a un medio ambiente diferente. Las personas con diabetes tipo 1 y las que tienen diabetes tipo 2 tratada con insulina o sulfonilurea son tal vez las que corren mayor riesgo. Sin embargo, cualquiera que tenga diabetes, en especial si ya tiene o corre el riesgo de tener una COMPLICACIÓN, como ENFERMEDAD DE PIE DIABÉTICO, necesita tener más cuidado cuando viaja o sale de vacaciones. Es mejor obtener consejos en forma individual de la clínica de diabetes o de su medico familiar. Lo siguiente es un resumen de recomendaciones generales para quienes tienen diabetes.

Viajes en el país
Es probable que viajar en el país cause menos problemas, pero incluso así puede haber trastornos y retrasos que re-

sulten en que se pierdan comidas. Es necesario prepararse para esto llevando bocadillos que contengan carbohidratos que sean lo bastante nutritivos para reemplazar comidas, si es necesario, además de mantener los productos para el tratamiento de la diabetes a la mano. Es sensato llevar algún tipo de identificación de diabetes (tarjeta, collar, brazalete, etc.), en especial si se viaja solo.

Viajes al extranjero

Requiere preparación de antemano y cuidados extra mientras se está fuera de casa. Existen ciertas preparaciones generales que se pueden llevar a cabo antes del viajar.

- Asegúrese de que el control glucémico es apropiado y reciba asesoría de cómo mejorarlo, de ser necesario.
- Se necesitan vacunas para los lugares más exóticos, incluyendo toda Asia y África. Averigüe cuáles son y haga que se las apliquen dentro de los límites de tiempo recomendados, teniendo en mente que la vacunación puede trastornar temporalmente el control glucémico. Podría necesitar medicamentos contra la malaria. Consulte con su médico familiar al respecto y pregunte si la medicación puede afectar su control de la diabetes.
- Aparte tiempo para comparar las ofertas de los seguros de viaje y de salud y lea las letras pequeñas para asegurarse de obtener el mejor para usted. Necesita declarar que tiene diabetes en cualquier solicitud para viaje y seguro de salud y asegurarse de que la compañía no tiene cláusulas excluyentes con respecto a la enfermedad. Los grupos voluntarios son una fuente útil de información para todos los asuntos relacionados con los seguros.
- Averigüe la naturaleza y disponibilidad de la insulina en el país que quiere visitar, para en caso de que algo le suceda a la suya. Algunos países emplean 40 u 80 unidades

por ml en lugar de 100 unidades por ml. Se necesita ajustar la dosis y tener jeringas apropiadas si se van a usar ésas. Asegúrese de saber cuáles serán sus necesidades antes de viajar.

- Si va ir en un vuelo de larga distancia y a cruzar husos horarios, necesita recibir indicaciones específicas respecto a ajustar las dosis de insulina. Viajar de este a oeste hace que el día sea más largo y lo contrario si es de oeste a este. Se podrían necesitar dosis pequeñas claras extra para los largos viajes de este a oeste, o por otro lado, una dosis de insulina de acción más prolongada podría tener que omitirse para viajar en la dirección opuesta. La indicación detallada depende de la naturaleza de su régimen de insulina y debería consultarlo en su clínica con bastante antelación a viajar.
- Lleve el doble del equipo de diabetes (insulina o tabletas, jeringas, lancetas, tiras de pruebas, etc.) de lo que espera necesitar. Se puede obtener un suministro de tres meses sin dificultad alguna, lo cual es por lo general suficiente para la mayoría de los propósitos.
- La gastroenteritis es una adición muy común y poco deseable en las vacaciones en el extranjero. Lleve consigo medicamentos antidiarreicos, al igual que sales de rehidratación, para reemplazar los electrolitos perdidos. Pida asesoría a su doctor o clínica. Podrían aconsejarle tomar un antibiótico profiláctico (es decir, preventivo) de amplio espectro para protegerse. Si se enferma ligeramente mientras está fuera, tome las mismas precauciones que tomaría en casa, incluso si interfiere con los planes que haya hecho.
- Asegúrese de tener y llevar alguna forma de identificación de diabetes y de llevarla sobre su persona. Es útil una carta de su médico o clínica dando detalles sobre su diabetes y el tipo de tratamiento que recibe, en especial si lleva jeringas

en su equipaje. Es buena idea obtener una copia en el idioma local.
- Averigüe si tiene acceso a un refrigerador en donde se quede. Si no, asegúrese de llevar una "bolsa fría" u otro contenedor para almacenar la insulina y mantenerla fresca.
- Reúna un equipo de primeros auxilios para llevar consigo que contenga artículos apropiados como emplastos, loción y crema antiséptica, crema para pies, loción hidratante para después de tomar el sol, paracetamol, etc.

Consejos generales para el viaje y para cuando está fuera

- Lleve siempre suministros de insulina o tabletas consigo en el equipaje de mano. La insulina se congelaría en la bodega de equipaje de un avión.
- Si es susceptible al mareo por viajar, tome tabletas contra las náuseas antes de salir.
- Informe a la aeromoza que tiene diabetes. Podría recibir servicio prioritario de comidas.
- Tenga a la mano bocadillos que contengan carbohidratos y glucosa, en caso de que los necesite.
- En vuelos de larga distancia, flexione los músculos de pies y piernas con frecuencia y párese y camine ocasionalmente.
- Mientras está fuera, tenga cuidado con lo que come. Es más seguro beber agua embotellada.
- Recuerde que el calor afecta el control de la diabetes y la absorción de la insulina, etc. Haga pruebas de sangre u orina con frecuencia para verificar el control de la glucemia.
- Evite las quemaduras de sol y manténgase en la sombra tanto como sea posible: quienes tienen NEUROPATÍA corren un riesgo mayor.
- Proteja sus pies y siempre use sandalias o zapatos de lona en la playa. Recuerde que los pies se pueden hinchar en

el calor de manera que asegúrese de que son espaciosos y cómodos.
- Vigile su consumo de alcohol y apéguese a las pautas recomendadas. Si come más de lo normal, recuerde que necesita ajustar su insulina.
- Si se enferma, busque ayuda médica inmediata y no lo retrase por estar en un medio ambiente desconocido.

Diabetes y manejar

La mayoría de las personas con diabetes puede obtener una licencia de conductor ordinaria y puede manejar con libertad. Sin embargo, aplican varias restricciones. En el Reino Unido, personas con diabetes tipo 2 que se manejan sólo con dieta, no necesitan informar a la Autoridad de Licencias para Conductores y Vehículos a menos que su condición cambie y presenten complicaciones, en particular RETINOPATÍA, que puede afectar su habilidad para conducir. Se exige a las personas que se tratan con tabletas o insulina que lo informen a la Autoridad de Licencias para Conductores y Vehículos, y si no se identifican problemas, a la mayoría se le otorgará una licencia que es válida por tres años y luego está sujeta a reevaluación antes de renovarla. Esto está sujeto a que se complete un cuestionario y se puede entrar en contacto con el médico familiar para mayor información o aclaraciones. Si se producen cambios significativos, como deterioro de la vista debido a retinopatía, NEUROPATÍA que cause pérdida de la sensación, cambio de tabletas a insulina o INCONSCIENCIA HIPOGLUCÉMICA, durante el periodo de la licencia, se tiene el deber de informar a la Autoridad de Licencias para Conductores y Vehículos. Un médico tiene la autoridad para ordenar que una persona no conduzca si se considera que está incapacitada y en este caso se informa a la Autoridad de Licencias para Conductores y Vehículos. En muchos casos, no es una prohibición permanente y se puede retirar cuando mejore la condición de la persona; entonces, se puede buscar renovar su licencia. Las circunstancias en que se puede considerar incapacitada a una persona para manejar son:

- un riesgo significativo de HIPOGLUCEMIA (por lo general se aplica a personas recién diagnosticadas que reciben insulina o, lo que es menos común, sulfonilureas)
- deterioro significativo del control glucémico
- pérdida de la vista más allá de cierto punto determinado por las pruebas visuales
- pérdida de la percepción sensoria debido a la presencia de neuropatía
- hipoglucemia frecuente, recurrente
- presencia de inconsciencia hipoglucémica.

Las personas con diabetes tipo 1 y a las que se trata con insulina son sólo seleccionadas para una licencia de conductor ordinaria. No se les permite tener una licencia para vehículos de cargas pesadas o de vehículos de servicios públicos o conducir un vehículo que supere las 3.5 toneladas.

Seguro automovilístico

Es necesario informar a su compañía de seguros que tiene diabetes. Por desgracia, muchas compañías de seguros cobran primas más elevadas por personas con diabetes aunque hay poca justificación para hacerlo, ya que las estadísticas no revelan una estadística de accidentes más alta para los que tienen la enfermedad. Busque ayuda si siente que se están elevando injustamente sus primas.

Seguros de vida y otros seguros

Por desgracia, muchas compañías de seguros piden primas más elevadas por el seguro de vida para personas con diabetes, pero varía la cantidad y bien vale la pena "comparar precios". De nuevo, las asociaciones voluntarias son una fuente útil de información y pueden tener una lista de las compañías que cobran cuotas más razonables.

Diabetes y empleo

Por lo general, las personas que se tratan con dieta encontrarán pocas barreras al empleo, a menos que tengan complicaciones o pasen por HIPOGLUCEMIA. Para quienes reciben insulina, una prohibición global les impide buscar empleo en ciertas profesiones. Entre ellas están los servicios de emergencia (policía, bomberos y ambulancias), conducción de trenes, pilotos de aerolíneas, personal de cabina de aerolíneas, control de tráfico aéreo, trabajos fuera de la costa, minería, trabajar en cruceros, marina mercante, fuerzas armadas, conducción de oficina postal, conducción de vehículos de carga o de servicios públicos y, en algunas áreas, conducción de taxis. Si alguien ya está empleado en una de esas áreas en el momento del diagnóstico, se debe encontrar un trabajo alterno dentro de la organización. Los grupos voluntarios declaran con firmeza que en la mayoría de los casos la diabetes no debería ser una barrera al empleo y no sólo sostienen esta posición en una forma general sino que también, en ocasiones, apoyan casos individuales en que pudo haber discriminación.

Cuando llene solicitudes de empleo, debe declarar que tiene diabetes y el método empleado de tratamiento, pero no hay necesidad de entrar en detalles. Si se le pregunta sobre su diabetes en una entrevista, enfatice todos los aspectos positivos, como el hecho de que lleva un estilo de vida y dieta saludables, que su enfermedad está bien controlada y no le impide llevar una vida normal. Por lo general, los empleadores sólo se preocupan de si una enfermedad hará necesario que un empleado tenga mucho tiempo fuera del trabajo y se les puede tranquilizar en este punto. Como se declaró antes, es mejor explicar a los colegas en el trabajo que tiene diabetes y que necesita comer bocadillos en ciertos momentos y que tal vez requiera ayuda en caso de una hipoglucemia.

Terapias alternativas que pueden ser útiles en la diabetes

No se pueden emplear las terapias alternativas, que se han vuelto cada vez más populares en los últimos años, para tratar o manejar la diabetes que requiere tabletas o insulina. Sin embargo, cuando la TERAPIA DE NUTRICIÓN es el único enfoque, es totalmente apropiada una dieta naturopática, alta en fibra, que incluya gran cantidad de verduras y frutas frescas. Es más probable que las personas que siguen este tipo de dietas mantengan un peso corporal correcto y tienen menos riesgo por principio de cuentas de tener diabetes tipo 2. En la diabetes establecida, se pueden emplear muchos remedios alternativos para ayudar a aliviar síntomas específicos y COMPLICACIONES crónicas. Entre ellos están acupresión, acupuntura, aromaterapia, medicina ayurvédica, remedios de Bach, homeopatía y remedios herbales. En la mayoría de los casos se debería consultar a un practicante de medicina alterna calificado y con registro en lugar de intentar tratarse uno mismo. En particular, los remedios herbales se deben emplear con cautela ya que muchos extractos de plantas contienen poderosas drogas naturales. Si existe cualquier duda respecto a un remedio alternativo, es mejor consultar a su equipo de cuidados de la diabetes.

Varias terapias alternativas son excelentes para el alivio de tensión y depresión, e incorporan regímenes de ejercicios que son útiles para las personas con diabetes. La mayoría ayuda a obtener una sensación de bienestar que en sí alivia los síntomas aunque no son curativas. Entre ellas está la técnica Alexander, el entrenamiento autogénico, la terapia de colores, la terapia de movimientos de danza, do-in, meditación, T'ai-Chi Ch'uan y yoga, además de las que se expusieron arriba.

Investigación científica

Todos los aspectos de diabetes son tema de intensa investigación científica y médica y se anuncian con regularidad nuevos avances. La investigación abarca todas las áreas de la diabetes, desde lo puramente científico hasta lo totalmente práctico y los nuevos perfeccionamientos reflejan los avances que se han logrado en esos campos. Entre ellos están nuevos medicamentos antidiabéticos orales, vigilancia más efectiva, dispositivos de prueba y de administración de insulina, métodos de tamizado más efectivos para COMPLICACIONES como RETINOPATÍA y mejores métodos de tratamiento para las complicaciones. Un ejemplo del último punto se anunció en septiembre de 2002 y tenía que ver con una paciente diabética con gastroparesis (*ver* el capítulo 8, NEUROPATÍA) que era incapaz de comer con normalidad por la parálisis del intestino. Necesitaba que se le alimentara mediante tubo, había perdido mucho peso y en varias ocasiones tuvo infecciones severas como resultado de este método de alimentación. Un tipo especial de marcapasos se ajustó para estimular los nervios dañados responsables de la parálisis del intestino y este tratamiento exitoso ha permitido que la persona reasuma una alimentación normal por primera vez en muchos años.

Se espera que la investigación genética y científica en la operación de células pancreáticas e insulina conducirá a avances futuros, tal vez incluso a prevenir la diabetes en algunas personas. Aunque es éticamente controvertido en el presente, es posible que en el futuro células troncales que surjan de embriones podrían convertirse en células beta en el laboratorio y estar disponibles para trasplantes. Por otro lado, puede haber un papel para las células troncales de adultos. Podrían continuar lográndose avances en detener o invertir la pérdida de la función de las células beta.

Mientras tanto, las perspectivas para las personas con diabetes que tienen acceso a cuidados médicos apropiados, siguen siendo favorables y han mejorado más allá de lo reconocible desde los primeros días de tratamiento con insulinas animales. La diabetes era, en un tiempo, la causa inevitable de muerte prematura, pero ahora la mayor parte de las personas afectadas puede esperar tener una vida larga y productiva. Solía ser insólito que una mujer con diabetes pudiera tener un hijo. Ahora, como hemos visto, más de 90 por ciento de los embarazos diabéticos tienen un resultado exitoso. Aunque la diabetes sigue siendo una enfermedad grave, tanto para los individuos y como problema de salud global, se espera que continuarán mejorando en el futuro las formas de enfrentarla.

GLOSARIO

acromegalia: enfermedad crónica que se caracteriza por agrandamiento de los huesos de la cabeza, manos y pies y la inflamación de tejidos suaves, en especial la lengua. La causa es que la glándula pituitaria secreta cantidades excesivas de hormona de crecimiento.

adrenalina o epinefrina: hormona muy importante producida por la médula de las glándulas suprarrenales, que, cuando se libera, prepara al cuerpo para 'asustarse, huir o pelear' al aumentar la profundidad y frecuencia de la respiración, elevar el ritmo cardiaco y mejorar el desempeño de los músculos. También tiene un efecto inhibidor en los procesos de digestión y excreción. Se puede emplear en medicina de diversas maneras, por ejemplo, en el tratamiento del asma bronquial, donde relaja las vías respiratorias y también estimula al corazón cuando hay un paro cardiaco.

aminoácidos: productos finales de la digestión de alimentos con proteínas y los materiales de construcción básicos con los que se construyen todos los componentes de las proteínas del cuerpo. Todos contienen un grupo carboxilo ácido (-COOH) y un grupo amino ($-NH_2$), que están enlazados al mismo átomo de carbono central. Algunos se pueden fabricar dentro del cuerpo mientras que otros, los aminoácidos esenciales, deben proceder de fuentes proteínicas de la dieta.

andrógeno: parte de un grupo de hormonas que es responsable del desarrollo de los órganos sexuales y también de las características sexuales en el hombre. Los andrógenos son hormonas esteroideas y el ejemplo más conocido es la testosterona. Los testículos los secretan en su mayor parte en el hombre pero también se producen en la corteza suprarrenal y en los ovarios en las mujeres en pequeñas cantidades.

anticuerpos: sustancias proteínicas del tipo de las globulinas que produce el tejido linfoide y circulan en la sangre. Reaccionan con sus antígenos correspondientes y los neutralizan, volviéndolos inofensivos. Se producen anticuerpos contra una amplia variedad de antígenos y estas reacciones son responsables de la inmunidad y las alergias.

antígeno: cualquier sustancia que cause la formación por parte del cuerpo de anticuerpos para neutralizar su efecto. Los antígenos son a menudo sustancias proteínicas, consideradas como "extrañas" e "invasoras" por el cuerpo, y que causan la producción de anticuerpos contra ellas.

antígenos de leucocitos humanos: son los antígenos de los leucocitos humanos. Existen cuatro genes responsables de su producción (A, B, C, D), que se ubican en el cromosoma 6, que forman el sistema de antígenos de leucocitos humanos. Un gen o conjunto de genes se hereda de cada padre y produce los antígenos de leucocitos humanos en las superficies de las células de todo el cuerpo. Estos antígenos son los medios con que el sistema inmune reconoce 'propio' y rechaza 'no propio', y esto es muy importante en los transplantes de órganos. Entre más se parecen los antígenos de leucocitos humanos de donador y receptor, mayores las probabilidades de éxito. Si dos individuos comparten tipos idénticos de antígenos de leucocitos humanos, se les considera histocompatibles.

ataxia de Friedreich: trastorno hereditario que se produce por la degeneración de las células nerviosas del cerebro y la médula espinal. Aparece en los niños, por lo general en la adolescencia y los síntomas son inseguridad al caminar y pérdida de la acción de reflejo de la rótula, que conduce de manera progresiva a temblores, deterioro del habla y curvatura de la columna vertebral. Los síntomas son cada vez más incapacitantes y también podrían estar acompañados por enfermedades cardiacas.

aterosclerosis: enfermedad degenerativa de las arterias que se asocia con depósitos grasos en las paredes internas, lo que causa que se reduzca el flujo de sangre.

autoinmunidad: falla del sistema inmune en que el cuerpo forma anticuerpos que atacan componentes o sustancias que le pertenecen.

bazo: órgano más bien ovoide (con forma de huevo), de color púrpura intenso, que está situado a la izquierda del cuerpo, detrás y debajo del estómago. Está rodeado por una membrana peritoneal y contiene una masa de tejido linfático. Los macrófagos del bazo destruyen microorganismos mediante fagocitosis. El bazo produce linfocitos, leucocitos, células plasmáticas y plaquetas de la sangre. También almacena glóbulos rojos (eritrocitos) para usarse en emergencias. La liberación de los glóbulos rojos se facilita mediante músculos lisos que están bajo el control del sistema nervioso simpático, y cuando ocurre, se puede experimentar el conocido dolor llamado punzada. El bazo elimina los glóbulos rojos desgastados, conservando el hierro para la producción posterior en la médula ósea. Aunque el bazo lleva a cabo muchas funciones, se puede eliminar sin perjuicio y como resultado hay un aumento en el tamaño de las glándulas linfáticas.

bilis: fluido viscoso y amargo que produce el hígado y se almacena en la vesícula biliar. Es una solución alcalina de sales biliares, pigmentos, algunas sales minerales y colesterol, que ayuda en la digestión de grasas y la absorción de nutrientes. La descarga de bilis en el intestino aumenta después de la ingestión de alimento, y de la cantidad secretada cada día (hasta un litro), la mayor parte se reabsorbe con el alimento, pasando a la sangre para circular de vuelta al hígado. Si se restringe el flujo de bilis al intestino, permanece en la sangre, produciendo ictericia.

célula: material de construcción básico de toda la vida y la unidad estructural más pequeña en el cuerpo. Las células de cuerpo humano varían en tamaño y función, y son varios miles de millones. Cada célula consta de un cuerpo rodeado por una membrana. El cuerpo de la célula consiste en una sustancia conocida como citoplasma, que contiene diversos organelos y también un núcleo. El núcleo contiene los cromosomas, compuestos con el material genético, el DNA. La mayoría de las células del cuerpo humano contiene 46 cromosomas (23 pares), la mitad procedente del padre del individuo y la mitad de la madre. Las células son capaces de hacer copias exactas de ellas mismas mediante un proceso conocido como mitosis, y cada célula hija recibe un complemento completo de cromosomas. Sin embargo las células sexuales humanas (espermatozoides y óvulos) difieren en que siempre tienen la mitad del número de cromosomas. En la fertilización, un espermatozoide y un óvulo se combinan y el nuevo embrión recibe un conjunto completo de cromosomas.

cetogénesis: la producción normal de cetonas en el cuerpo debido al metabolismo de las grasas. La producción excesiva conduce a cetosis.

cetona: compuesto orgánico que contiene el grupo carbonilo (C=O) como parte del compuesto. Las cetonas pueden detectarse en el cuerpo cuando se metaboliza la grasa para obtener energía cuando es insuficiente la ingestión de alimento.

cetonuria, acetonuria o **cetoaciduria:** la presencia de cuerpos cetónicos en la orina como resultado de inanición o diabetes mellitus, causando cetogénesis y cetosis excesivas.

cetosis: la acumulación de cetonas en el cuerpo y la corriente sanguínea por falta de carbohidratos para el metabolismo o de la falla total para usar los carbohidratos disponibles, lo que tiene como resultado la fragmentación de las grasas. Se induce mediante la inanición, la diabetes mellitus o cualquier enfermedad en que las grasas se metabolicen con rapidez y en exceso.

complejo mayor de histocompatibilidad: grupo de genes ubicados en el cromosoma 6, que codifica los antígenos de leucocitos humanos.

cromosomas: estructuras con forma de bastones, presentes en el núcleo de todas las células del cuerpo, que portan la información genética o genes. Cada célula del cuerpo humano contiene 23 pares de cromosomas, a excepción de espermatozoides y óvulos, la mitad de la madre y la mitad del padre. Cada cromosoma consta de un doble filamento enrollado (doble hélice) de DNA, donde los genes transportan la información genética arreglada linealmente en toda su longitud. Los genes determinan todas las características de cada individuo. De los pares de cromosomas, 22 son los mismos en hombres y mujeres. El par veintitrés son los cromosomas sexuales y los hombres tienen un cromosoma X y un cromosoma Y, mientras que las mujeres tienen dos cromosomas X.

cuerpo cetónico: uno de varios compuestos (por ejemplo, ácido acetoacético) que produce el hígado como resultado del metabolismo de los depósitos de grasas. Estos compuestos producen normalmente energía, mediante la cetogénesis, en los tejidos periféricos del cuerpo. En condiciones anormales, cuando se reduce el suministro de carbohidratos, la cetogénesis produce un exceso de cuerpos cetónicos en la sangre (cetosis) que pueden aparecer en la orina (cetonuria).

duodeno: la primera parte del intestino delgado en el que se somete al alimento (quimo) del estómago a la acción de la bilis y enzimas pancreáticas. El duodeno también secreta una hormona que contribuye a la fragmentación de grasas, proteínas y carbohidratos. En el duodeno, se neutralizan las condiciones ácidas características del estómago y se vuelven alcalinas para que actúen las enzimas intestinales.

enfermedad celíaca o **enteropatía por gluten:** enfermedad con emaciación de la infancia en que el intestino es incapaz de absorber grasa. Se daña el recubrimiento intestinal por sensibilidad a la proteína gluten, que se encuentra en harina de trigo y centeno. Se excreta un exceso de grasa y el niño no puede crecer y prosperar. El tratamiento exitoso es seguir de por vida una dieta libre de gluten.

enfermedad de Addison: enfermedad causada porque las glándulas suprarrenales dejan de secretar hormonas adrenocorticales, ya que se ha dañado la corteza suprarrenal. Este daño solía tener como causa la tuberculosis pero en la actualidad es resultado más a menudo de trastornos en el sistema inmune. Los síntomas de la enfermedad son emaciación, debilidad, presión sanguínea baja y pigmentación oscura en la piel.

enfermedad de Graves: trastorno tipificado por actividad excesiva de la glándula tiroides, agrandamiento de la glándula y ojos protuberantes. La causa es la producción de anticuerpos y tal vez sea una respuesta autoinmune. Los pacientes por lo general exhiben un metabolismo excesivo (ya que las hormonas de la tiroides controlan el metabolismo del cuerpo), nerviosismo, temblores, hiperactividad, ritmo cardiaco rápido, intolerancia al calor, dificultad para respirar, etc. El tratamiento puede seguir una de tres direcciones: medicamentos para controlar la producción de hormonas de la tiroides, cirugía para eliminar parte de la tiroides o terapia con yodo radiactivo.

enzima: cualquier molécula proteínica que actúe como catalizador en los procesos bioquímicos del cuerpo. Son esenciales para la vida y son muy específicas, actuando sobre ciertos sustratos a una temperatura y pH determinados. Ejemplos son las enzimas digestivas amilasa, lipasa y tripsina. Las enzimas actúan proporcionando sitios activos (uno o más por cada enzima) al que se unen moléculas del sustrato, formando un intermediario de vida corta. Se acelera la velocidad de reacción y después de que se forma el producto, se libera el sitio activo. Las enzimas se pueden desactivar fácilmente con calor o con algunas sustancias químicas. Son vitales para el funcionamiento normal del cuerpo, y su falta o inactividad puede producir trastornos metabólicos.

estómago: expansión del canal alimentario que se encuentra entre el esófago y el duodeno. Tiene gruesas paredes de músculo liso que se contraen para manejar el alimento, y sus salidas están controladas por esfínteres, el esofágico en la anterior y el pilórico en la unión con el duodeno. Las células mucosas del recubrimiento secretan jugo gástrico. El alimento se reduce a un semilíquido ácido que pasa al duodeno. El estómago varía en tamaño pero su mayor longitud es de alrededor de 30 cm y la anchura de 10 a 12 cm. La capacidad es de alrededor de 1 a 1.5 litros.

gangrena: muerte del tejido por pérdida del suministro de sangre o por infección bacteriana. Existen dos tipos de gangrena: seca y húmeda. La causa de la gangrena seca es exclusivamente la pérdida del suministro de sangre y es una complicación de etapas avanzadas de la diabetes mellitus en que está presente la aterosclerosis. La parte afectada se vuelve fría y cambia de color a café y negro, y existe una línea obvia entre el tejido vivo y el muerto. Con el tiempo, se cae la parte gangrenada.

gen: la unidad fundamental del material genético que se encuentra en una ubicación específica de un cromosoma. Es complejo en el aspecto químico y es responsable de la transmisión de la información entre las generaciones más antiguas y las más jóvenes. Cada gen contribuye a un rasgo o característica particular. Existen más de 100,000 genes en los humanos y el tamaño del gen varía con la característica, por ejemplo, el gen que codifica la hormona insulina tiene 1,700 pares de bases de largo. Existen varios tipos de genes, dependiendo de su función, y además, se dice que los genes son dominantes o recesivos. Una característica dominante es la que ocurre siempre que el gen está presente, mientras que el efecto de un gen recesivo (por ejemplo, una enfermedad) requiere que el gen esté en ambos miembros del par de cromosomas, es decir, debe ser homocigótico.

glándula: órgano o grupo de células que secreta una sustancia o sustancias específicas, por ejemplo, hormonas. Las glándulas endócrinas secretan directamente en la sangre, mientras que las glándulas exócrinas secretan hacia una superficie epitelial a través de un ducto. Algunas glándulas producen fluidos, por ejemplo, leche de las glándulas mamarias, salivas de la glándula sublingual. La glándula tiroides es una glándula endócrina que libera hormonas a la corriente sanguínea. Un sistema adicional de glándulas, las glándulas linfáticas, ocurre en todo el cuerpo en asociación con los vasos linfáticos.

glándula pituitaria *o* **hipófisis:** glándula endócrina pequeña pero muy importante situada en la base del hipotálamo. Tiene dos lóbulos, la adenohipófisis anterior y la neurohipófisis posterior. La pituitaria secreta hormonas que controlan muchas funciones y es controlada por secreciones hormonales del hipotálamo. La neurohipófisis almacena y libera hormonas de estructura de péptidos, es decir oxitocina y vasopresina. La adrenohipófisis secreta la hormona del crecimiento, gonadotropina, prolactina (que participa en la estimulación de la lactancia), hormona adrenocorticotrópica y hormonas que estimulan la tiroides.

glándula suprarrenal: cada uno de los dos riñones en el cuerpo tiene una glándula suprarrenal en su superficie superior. Las glándulas suprarrenales son órganos endócrinos importantes, producen hormonas que regulan diversas funciones corporales. Cada glándula suprarrenal tiene dos partes, una corteza externa y una médula interna, que secretan diversas hormonas. Dos de las más importantes son adrenalina y cortisona.

glándula tiroides: glándula endócrina bilobulada situada en la base y el frente del cuello. Está rodeada por tejido fibroso y bien abastecida de sangre, y en el interior consta de numerosas vesículas que contienen una sustancia coloidal parecida a gelatina. Estas vesículas producen hormona tiroides, que es rica en yodo, bajo el control de la hormona estimulante del tiroides que se le libera de la glándula pituitaria. La glándula produce dos hormonas, tiroxina y triyodotiroxina, que son esenciales para la regulación del metabolismo y el crecimiento.

glándulas endócrinas: glándulas sin ductos de salida que producen hormonas para secreción directamente en la corriente sanguínea (o la linfa). Algunos órganos, por ejemplo, el páncreas, también libera secreción por un ducto. Además del páncreas, las glándulas endócrinas importantes son: tiroides, pituitaria, paratiroides, ovarios y testículos. Los desequilibrios en las secreciones de las glándulas endócrinas producen diversas enfermedades.

glicógeno o almidón animal: carbohidrato (polisacárido) que se almacena en el hígado. Actúa como reserva de energía que se libera por hidrólisis.

glicosuria: la presencia de azúcar (glucosa) en la orina, que por lo general se debe a diabetes mellitus.

globulina: parte de un grupo de proteínas globulares que ocurre ampliamente en leche, sangre, huevos y plantas. Existen cuatro tipos en el suero de la sangre: a1, a2, b y g. Los tipos alfa y beta son proteínas portadoras, como la hemoglobina, y las gammaglobulinas incluyen las inmunoglobulinas que participan en la respuesta inmune.

glucagón: hormona importante para mantener la concentración de glucosa en sangre del cuerpo. Actúa de manera antagonista a la insulina, aumentando el suministro de azúcar en sangre mediante la fragmentación de glicógeno en glucosa en el hígado. El glucagón se produce en los islotes de Langerhans cuando es baja la concentración de glucosa en sangre.

hiperglucemia: la presencia de azúcar excesiva (glucosa) en la sangre, como en la diabetes mellitus, causada por insuficiencia de insulina para manejar la ingestión de carbohidratos. La condición puede causar coma diabético.

hipertensión: presión sanguínea alta (en las arterias). La hipertensión esencial puede ser resultado de una causa desconocida, de una enfermedad de los riñones o de enfermedades endócrinas. La hipertensión maligna resultará fatal si no se trata. Puede ser una enfermedad en sí misma o una etapa final de la hipertensión esencial. Suele ocurrir en un grupo de edad más joven, y hay presión sanguínea diastólica alta y falla renal. La arteriosclerosis es una complicación de la hipertensión y a menudo se le asocia. Otras complicaciones incluyen hemorragia cerebral, falla cardiaca y falla renal. Aunque antes era una enfermedad fatal con rapidez, los medicamentos antihipertensivos han revolucionado el tratamiento y proporcionado a los que la padecen una vida casi normal.

hipoglucemia: falta de azúcar en la sangre, que ocurre en la inanición y también con diabetes mellitus cuando se ha administrado demasiada insulina y se ha ingerido una cantidad insuficiente de carbohidratos. Entre los síntomas está debilidad, sudoración, mareos y temblores, y puede conducir al coma. Los síntomas se alivian tomando glucosa, ya sea en forma oral o por inyección en el caso del coma hipoglucémico.

hormona: sustancia química que el cuerpo produce naturalmente y actúa como mensajera. Una hormona se produce en células o glándulas de una parte del cuerpo y pasa a la corriente sanguínea. Cuando llega a otro sitio específico, su 'órgano objetivo', causa una reacción ahí, tal vez causando la liberación de otra hormona. Las glándulas endócrinas secretan las hormonas y son ejemplos las hormonas sexuales, por ejemplo, testosterona, que secretan los testículos, y estradiol y progesterona, secretado por los ovarios.

hormona del crecimiento o **somatotropina:** hormona que se produce y almacena en la glándula pituitaria anterior que controla la síntesis de proteínas en músculos y el crecimiento de los huesos largos en piernas y brazos. Concentraciones bajas producen enanismo en niños. La producción excesiva produce gigantismo en niños, y acromegalia en adolescentes.

islotes de Langerhans: grupos de células dentro del páncreas que son la parte endócrina de la glándula. Existen tres tipos de células, llamados alfa, beta y delta; los dos primeros producen glucagón e insulina respectivamente, ambas hormonas vitales en la regulación de la concentración de glucosa en sangre. La tercera hormona producida es la somatostatina (también liberada por el hipotálamo), que actúa de manera antagonista con la hormona del crecimiento al bloquear su liberación por parte de la glándula pituitaria. Los islotes se nombraron en honor a Paul Langerhans, patólogo alemán.

lipólisis: la fragmentación de los lípidos en ácidos grasos mediante la enzima lipasa.

lipoproteína: proteína que tiene unida una molécula de ácido graso. Es importante en ciertos procesos, por ejemplo, transportar colesterol.

membrana: capa combinada delgada de lipoproteínas que rodea una célula individual.

metabolismo: la suma de todos los cambios físicos y químicos dentro de células y tejidos que mantienen la vida y el crecimiento. Los procesos de fragmentación que ocurren se conocen como catabólicos (catabolismo) y los que construyen materiales se llaman anabólicos (anabolismo). El término también se puede aplicar para describir un conjunto particular de cambios, por ejemplo, el metabolismo de las proteínas. El metabolismo basal es la cantidad mínima de energía que se requiere para mantener los procesos vitales del cuerpo, por ejemplo, el latido cardiaco y la respiración, y por lo general se valora mediante varias mediciones que se toman mientras una persona está en reposo.

noradrenalina o **norepinefrina:** neurotransmisor del sistema nervioso simpático que secretan las terminaciones nerviosas y también las glándulas suprarrenales. Es similar a la adrenalina en estructura y función. Aumenta la presión sanguínea al estrechar el vaso sanguíneo, reduciendo el latido cardiaco y aumentar la respiración tanto en frecuencia como en profundidad.

páncreas: glándula con funciones endócrinas y exócrinas. Se ubica entre el duodeno y el bazo, detrás del estómago, y es de alrededor de 15 cm de largo. Existen dos tipos de células que producen secreciones. Los actini producen jugo pancreático que pasa al intestino mediante un sistema de ductos. Contiene una mezcla alcalina de sales y enzimas: tripsina y quimotripsina para digerir proteínas, amilasa para fragmentar almidón y lipasa para ayudar a la digestión de las grasas. El segundo tipo de células están en los islotes de Langerhans, y producen dos hormonas, insulina y glucagón, secretadas directamente a la sangre para controlar la concentración de azúcar.

pancreatitis: inflamación del páncreas, que ocurre de diversas formas pero que a menudo se asocia con cálculos biliares o alcoholismo. Cualquier ataque de esta condición que interfiera con la función del páncreas puede conducir a diabetes y mala absorción.

plasma: un componente líquido de color claro de la sangre en que están suspendidas las distintas células. Contiene sales inorgánicas con proteína y algunas sustancias traza. Una proteína presente es el fibrinógeno.

poliuria: la salida de una cantidad mayor a la normal de orina, que también es por lo general de color pálido. Podría ser el resultado tan solo de una gran ingestión de líquidos o de una enfermedad como la diabetes o un trastorno del riñón.

síndrome: varios síntomas y signos que en combinación constituyen una enfermedad particular.

síndrome de Cushing: trastorno metabólico, es resultado de cantidades excesivas de corticoesteroides en el cuerpo por no poder regular el cortisol o la hormona adrenocorticotrópica. La causa más común es un tumor de la glándula pituitaria (que produce la secreción de la hormona adrenocorticotrópica) o un tumor maligno en otra parte, por ejemplo, en pulmón o glándula suprarrenal, que requiere terapia extensiva con medicamentos corticoesteroides. Los síntomas son obesidad, enrojecimiento de cara y cuello, crecimiento de pelo en el cuerpo y la cara, osteoporosis, presión sanguínea alta y tal vez trastornos mentales.

síndrome de Down: (originalmente mongolismo) síndrome causado por un trastorno cromosomal congénito que ocurre como un cromosoma 21 extra, que causa 47 cromosomas en cada célula del cuerpo. Se producen rasgos faciales característicos: cara más corta y ancha con ojos rasgados (similar a las razas mongólicas, de ahí el nombre antiguo). También produce una estatura más corta, músculos débiles y la posibilidad de defectos cardiacos y problemas respiratorios. El síndrome también produce retardo mental. El síndrome de Down ocurre una vez en alrededor de 600 a 700 nacimientos vivos, y aunque los individuos pueden vivir más allá de la madurez, se reduce la expectativa de vida y muchos mueren en la infancia, La incidencia aumenta con la edad de la madre, de 0.04 por ciento de niños de mujeres de menos de 30 años de edad a 3 por ciento para mujeres a los 45. En consecuencia, es probable que a las mujeres embarazadas de más de 35 años se les pida una prueba de amniocéntesis.

síndrome de Klinefelter: desequilibrio genético en hombres en que existe 47 cromosomas en lugar de 46. El que sobra es el cromosoma X, lo que produce una estructura de XXY en lugar de la XY normal. Las manifestaciones físicas son testículos pequeños que se atrofian, lo que produce falta de producción de espermatozoides, agrandamiento de los senos, piernas largas y delgadas y poco o nada de pelo facial o del cuerpo. Se puede asociar retardo mental y enfermedades pulmonares.

síndrome de Turner: trastorno genético que afecta a las mujeres en que sólo hay un cromosoma X en lugar de los dos normales. En consecuencia, las personas afectadas tienen 45 cromosomas en lugar de 46, son infértiles (ya que los ovarios están ausentes), la menstruación está ausente y no se desarrollan los senos y el pelo corporal. Las personas afectadas son bajas, puede tener membranas en el cuello y otros defectos del desarrollo. Puede afectar el corazón y haber sordera y daño intelectual. En una forma menos severa del trastorno, el segundo cromosoma X está presente pero es anormal, faltándole el material genético normal.

sistema nervioso autónomo: parte del sistema nervioso que controla las funciones del cuerpo que no están bajo el control consciente, por ejemplo, el latido cardiaco y otros músculos lisos y glándulas. Se divide en sistema nervioso simpático y parasimpático.

testosterona: la hormona sexual masculina secretada por los testículos.

triglicéridos: grasas que están formadas por tres moléculas de ácido graso combinadas con glicerol, que son la forma en que el cuerpo almacena la grasa. Los triglicéridos se forman con la digestión de las grasas del alimento.

úlcera: ruptura de la superficie de la piel o en la membrana mucosa que recubre el interior de las cavidades del cuerpo que puede inflamarse y no curarse. Entre las úlceras de la piel están las que se hacen por estar en cama y las varicosas (cuya causa es una circulación defectuosa).

uretra: el ducto que lleva la orina de la vejiga fuera del cuerpo. Es de alrededor de 3.5 cm de largo en las mujeres y de 20 cm en los hombres. La uretra masculina recorre el pene y también forma el ducto eyaculador.

BIBLIOGRAFÍA

Alberti, K. G. M. M. (1974 'Diabetic ketoacidosis: aspects of management', en J. G. Ledingham (editor) *Tenth Advanced Medicine Symposium*. Tunbridge Wells: Pitman Medical, págs 68-82.

Gale, E. A. M. (1996) 'Insulin lispro: the first insulin analogue to reach the market', *Practical Diabetes International*, 13 (4), págs. 122-4.

Krentz, A. y Nattress, M. (1977) 'Acute metabolic complications of diabetes: diabetic ketoacidosis, hyperosmolar non—ketotic syndrome and lactic acidosis', en J. C. Pickup y G. Williams (editores) *Textbook of Diabetes*, 2nd edition, Oxford: Blackwell Science, págs. 39.1-39.23.

ÍNDICE

Capítulo 1
¿QUÉ ES LA DIABETES?.. 5
   Antecedentes de diabetes: insulina, glucosa
   y el suministro de la energía 7
   Definición y diagnóstico de diabetes 12
   Categorías de diabetes (Clasificación de ADA, 1997) 17
   Otras formas específicas de diabetes mellitus 26
   Condiciones que contribuyen a la diabetes
   y que están muy relacionadas con ella 32

Capítulo 2
DIAGNÓSTICO INICIAL Y PRIMEROS CUIDADOS 37
   Diagnóstico y derivar al especialista 37
   Entendimiento y manejo de la diabetes.................................. 41

Capítulo 3
TRATAMIENTO DE DIETA Y DE MEDICAMENTOS 45
   Modificación de la dieta o terapia de la nutrición 45
   Consejos de la dieta.. 47
   Medicamentos antidiabéticos orales 55

Capítulo 4
TRATAMIENTO CON INSULINA 73
   La naturaleza de la insulina 74
   Tipos de insulina, de acuerdo a la duración de la acción 76
   Inyectar insulina... 79
   Regímenes de tratamiento de insulina 85

Cómo seleccionar el régimen de insulina
y las dosis de inicio 90
Cómo obtener y almacenar la insulina 91
Eliminación de "agujas" 92
Ajustar las dosis de insulina 93
Efectos secundarios del tratamiento con insulina
(aparte de la hipoglucemia) 95
Terapia intensiva de insulina en personas
con diabetes tipo 1 97
Control rígido de la glucemia en personas
con diabetes tipo 2 98

Capítulo 5
VIGILANCIA DE LA CONCENTRACIÓN
DE GLUCOSA 99

Vigilancia de la Glucosa en Sangre en Casa 99
Vigilancia clínica de la concentración de glucosa
en sangre: pruebas de HBA1c 104
Nuevos avances en la vigilancia de la glucosa en sangre 106
Pruebas de orina en casa 107

Capítulo 6
HIPOGLUCEMIA 111

La definición de hipoglucemia 112
Causas inmediatas de la hipoglucemia 112
Causas a más largo plazo de la hipoglucemia (recurrente) ... 113
Eventos dentro del cuerpo durante la hipoglucemia 114
Grados clínicos de hipoglucemia y síntomas 115
Consejos y tratamiento para hipoglucemia 116
Factores que afectan la hipoglucemia 120
Prevención de la hipoglucemia 121

Capítulo 7
COMPLICACIONES METABÓLICAS AGUDAS
DE LA DIABETES 123

Cetoacidosis diabética 123

Síndrome hiperosmolar no cetónico 126
Acidosis láctica 128

Capítulo 8
COMPLICACIONES CRÓNICAS A LARGO PLAZO:
ENFERMEDADES MICROVASCULARES 129
Retinopatía (daño que afecta los ojos) 130
Neuropatía (daño nervioso) 134
Nefropatía diabética (daño renal) 150

Capítulo 9
COMPLICACIONES CRÓNICAS DE LARGO PLAZO:
ENFERMEDADES MACROVASCULARES 157
Tratamiento general y prevención 158

Capítulo 10
DIABETES EN MUJERES EMBARAZADAS,
NIÑOS, PERSONAS DE EDAD AVANZADA
Y MINORÍAS ÉTNICAS 163
Diabetes y embarazo 163
Diabetes en niños 170
Diabetes en personas de edad avanzada 172
Diabetes en personas de grupos étnicos minoritarios 173

Capítulo 11
VIVIR CON LA DIABETES 175
Aspectos psicológicos de la diabetes 175
Ejercicio 179
Cómo enfrentar las enfermedades y las infecciones 186
Vacunas para la gripe 189
Cuidado dental 189
Viajes y vacaciones 190
Diabetes y manejar 194
Seguros de vida y otros seguros 195
Diabetes y empleo 196

Terapias alternativas que pueden ser útiles
en la diabetes... 197
Investigación científica.. 198

GLOSARIO 201

BIBLIOGRAFÍA 217

TÍTULOS DE ESTA COLECCIÓN

- 100 hechizos de amor
- Adivinación con dados. *Sara Zed*
- Adivinación con dominó. *Sara Zed*
- Alcances de las terapias naturales. *Judy Jacka*
- Anorexia y bulimia
- Bienestar para la mujer. *Helen Lawrence*
- Cábala al alcance de todos
- Cómo entender e interpretar una lectura psíquica. *Bruce Way*
- Cómo leer el aura
- Cómo leer el futuro en las runas
- Diabetes.
- El arte de la guerra. *Sun-Tzu*
- El excitante paraíso de los afrodisiacos
- El libro de los no-muertos. *Roberto Mares*
- El mensaje oculto de los sueños
- El misterio rosacruz
- El mundo de las hadas. *Roberto Mares*
- El simbolismo oculto de los sueños
- Escriba su propia magia. *Richard Webster*
- Esoterismo gitano
- Espiritismo
- Espiritismo y clarividencia para principiantes. *E. Owens*
- Fantasmas y fantasías. *Roberto Mares*
- Fe en la oración. Ilustrado
- Fobias
- Gran manual de magia casera
- Hechizos y conjuros
- Hipnosis y el arte de la autoterapia. *Gordon Milne*
- Kama sutra. Ilustrado. *M. Vatsyáyána*
- La Biblia. Una guía en el camino
- Las cartas. Técnicas de adivinación. *Richard Webster*
- Las enseñanzas de la Madre Teresa
- Las profecías de Nostradamus
- Los mejores pasajes de la mitología griega. *Roberto Mares*
- Los planetas y el amor
- Los secretos de la bruja 1. Manual de hechicería
- Los secretos de la bruja 2. Manual de adivinación
- Los sueños. *Morfeo*
- Magia con ángeles
- Magia con velas
- Magia egipcia. *Joseph Toledano*
- Manual contra la envidia. *Pura Santibañez*
- Meditación. La terapia más natural. *Judy Jacka*
- Nuevo diccionario de los sueños
- Numerología al alcance de todos
- ¿Otro libro de autoayuda? ¡No!
- Poderes psíquicos. *Soraya*
- Reencarnación y karma
- Remedios caseros que curan casi todo
- Salmos curativos
- Salud Sexual
- Ser chamán. *Ledo Miranda Lules*
- Sueños eróticos. *Solomon L. Gold*
- Tiempos de brujas. *Roberto Mares*
- Toco madera. *Diego Mileno*

**Esta obra se imprimió en
Corporación de Servicios Gráficos Rojo, S. A. de C. V.
Progreso No. 10 Col. Centro
Ixtapaluca Edo. de México C. P. 56530**